Prof. Dr. med. Harald Stossier
Dr. med. Georg Stossier

MODERNE MAYR-MEDIZIN & DAS VIVAMAYR-PRINZIP

Du bist, was du verdaust

Prof. Dr. med. Harald Stossier
Dr. med. Georg Stossier

Moderne Mayr-Medizin & das VIVAMAYR-Prinzip

Du bist, was du verdaust

VERLAGSHAUS DER ÄRZTE

IMPRESSUM

www.aerzteverlagshaus.at / 1. Aufl. 2018

2. Auflage 2021

ISBN 978-3-99052-180-9

Umschlaggestaltung: Solid & Bold, Salzburg
Coverillustration: Francesco Ciccolella
Bildnachweis Anzeige: VIVAMAYR / www.koenigshofer.biz
Satz: Malanda-Buchdesign, Andrea Malek, 8321 St. Margarethen/R.
Projektbetreuung: Marlene Weinzierl
Druck & Bindung: FINIDR, s.r.o., 73701 Český Těšín
Printed in Czech Republic

Autor und Verlag haben alle Buchinhalte sorgfältig erwogen und geprüft, dennoch kann keine Garantie für die Richtigkeit übernommen werden. Eine Haftung des Autors bzw. des Verlags wird daher nicht übernommen.
Aus Gründen der leichteren Lesbarkeit – vor allem in Hinblick auf die Vermeidung einer ausufernden Verwendung von Pronomen – haben wir uns dazu entschlossen, alle geschlechtsbezogenen Wörter nur in eingeschlechtlicher Form – der deutschen Sprache gemäß zumeist die männliche – zu verwenden. Selbstredend gelten alle Bezeichnungen gleichwertig für Frauen.

Inhalt

EINFÜHRUNG

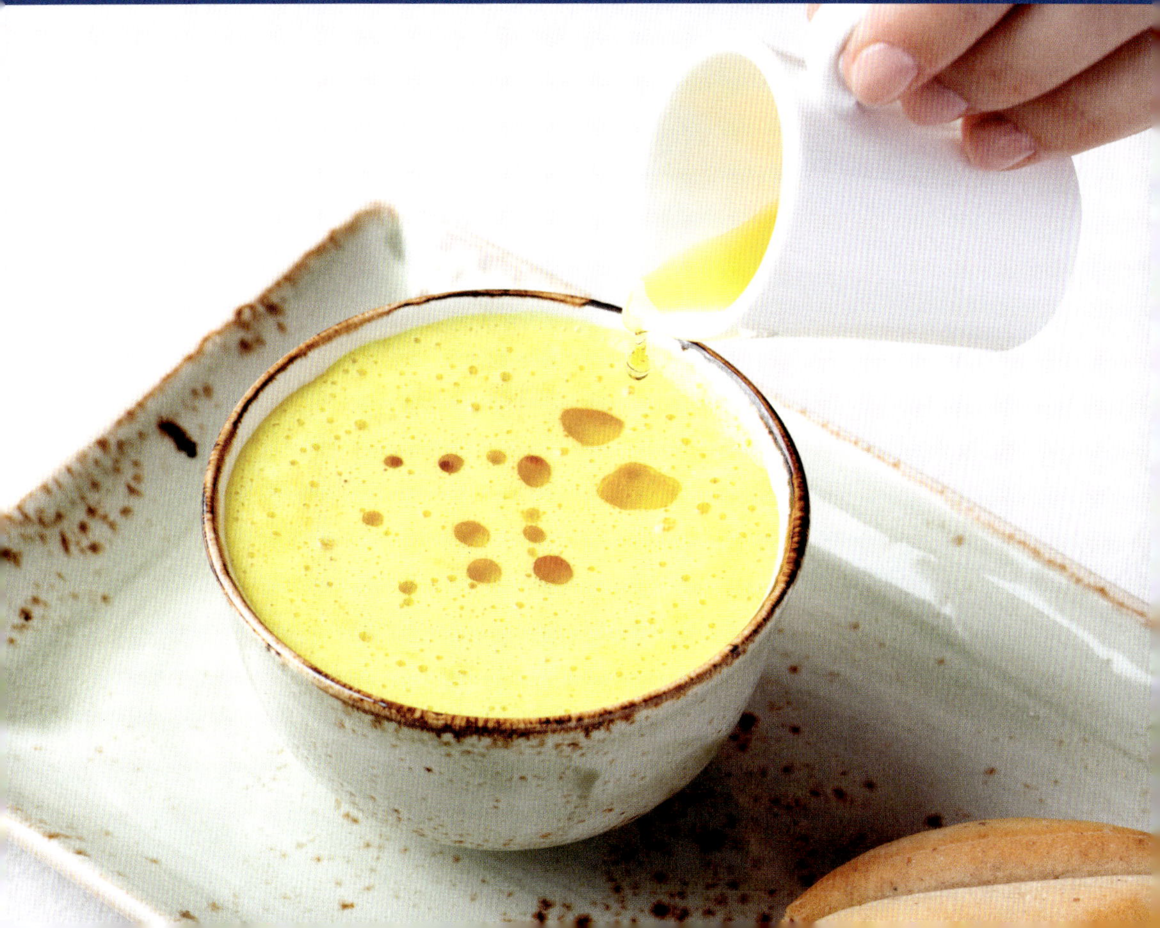

1 Einführung

Gesundheit ist unser wertvollstes Vermögen, daher möchte jeder gesund sein. In der heutigen Zeit ein oft schwieriges Unterfangen. Die Hektik des Alltags im Berufs- wie Privatleben lässt vieles zu kurz kommen. So auch die Ernährung. Dabei ist es seit dem Altertum bekannt, dass wir uns durch das Essen gesund erhalten oder ebenso auch krank machen können. Als Gegenpol zu Fast Food und Imbissketten finden wir auch „die gesunde Küche" mit besonders wertvollen biologischen Lebensmitteln. Aber reicht dies aus, um uns gesund zu erhalten?

Wohl kaum. Dies ist auch daran erkennbar, dass wir eine enorme Zunahme der sogenannten Zivilisationskrankheiten verzeichnen. Darüber hinaus kommen nahezu wöchentlich eine neue Diät und verschiedene andere „Schlankheitstipps" auf den Markt. Nicht wenige von ihnen suggerieren, das Ziel ohne Änderung seiner bisherigen Gewohnheiten erreichen zu können. Auch schmerzhafte und leidvolle Misserfolge halten viele Menschen nicht davon ab, es nicht doch noch einmal zu versuchen.

Und auch die Medizin scheint bei allem Fortschritt und trotz moderner technischer Möglichkeiten nur wenig anzubieten. Gerade am Ernährungssektor existieren äußerst widersprüchliche Auffassungen. Einmal wird jene Ernährungsrichtung bevorzugt, dann wieder eine andere, zum Teil völlig konträre. Oft werden nur verschiedene Lebensmittel gegeneinander ausgetauscht – und schon ist eine neue Diät kreiert.

Moderne Mayr-Medizin – ganzheitlicher Ansatz

Einen völlig anderen – ganzheitlichen – Ansatz verfolgt die Moderne Mayr-Medizin. Bei ihr wird die Ernährung erstmals umfassend betrachtet – als Zusammenspiel des Lebensmittels und unserer Verdauungsleistung. Es kommt also darauf an, was wir aus dem Lebensmittel machen. Wir merken sehr rasch, dass es in unserer Verantwortung liegt, ob wir gesund sind bzw. bleiben oder ob wir durch unseren Lebensstil krank werden. Hierin ist also der Ansatz der Modernen Mayr-Medizin zu sehen: vor allem in der Vorbeugung und Gesunderhaltung. Mit ihr werden aber auch unsere typischen Zivilisationskrankheiten bzw. deren Verlauf günstig beeinflusst. Denn die Moderne Mayr-Medizin ist mehr als nur eine Diät – sie ist primär eine therapeutische Maßnahme zur ärztlichen Behandlung von Befindlichkeitsstörungen und Krankheiten.

Oft sind erst die aus der Beschäftigung mit der Modernen Mayr-Medizin gewonnenen Erfahrungen und Erkenntnisse ausschlaggebend für eine Änderung der üblichen Ernährungs- und Lebensweise. Als vorbeugende Maßnahme gewinnt die Moderne Mayr-Medizin daher immer mehr an Bedeutung; sowohl für den Einzelnen, als auch für die Gesellschaft. Denn: **Wir sind für unsere Gesundheit selbst verantwortlich.** Insofern ist dieses Buch auch als Begleiter in diese gesündere Zukunft gedacht.

Das VIVAMAYR-Prinzip

Wie im Folgenden näher ausgeführt, hat Dr. Franz Xaver Mayr selbst ein Diagnose- und Behandlungskonzept entwickelt, das den Verdauungsapparat in den Mittelpunkt stellt. In seiner Einzigartigkeit hat dieses in vollem Umfang auch heute noch Gültigkeit. Mehr noch: Es ist die Grundlage für die Weiterentwicklung zum VIVAMAYR-Prinzip. Im Laufe der letzten (mehr als) 50 Jahre hat sich natürlich auch die Medizin rasant weiterentwickelt. So werden einige Ergänzungen zur traditionellen Diagnostik und Therapie nach Mayr notwendig, die letztlich in der Modernen Mayr-Medizin ihren Niederschlag finden.

Mit der Entwicklung des VIVAMAYR-Prinzips ist ein weiterer Entwicklungsschritt erfolgt – von der medizinischen Behandlung zu einem gesunden Lebensstil unter lebenslanger Begleitung. Nicht nur, dass wir beim VIVAMAYR-Prinzip moderne komplementärmedizinische Diagnose- und Therapieverfahren integrieren; vor allem der Schritt in die Richtung, die gewonnenen gesundheitlichen Verbesserungen ein Leben lang zu erhalten, macht es zum lebenslangen, inspirierenden Begleiter für praktisch jeden von uns.

Geschichte:
Vom Arzt Dr. Mayr zum VIVAMAYR-Prinzip

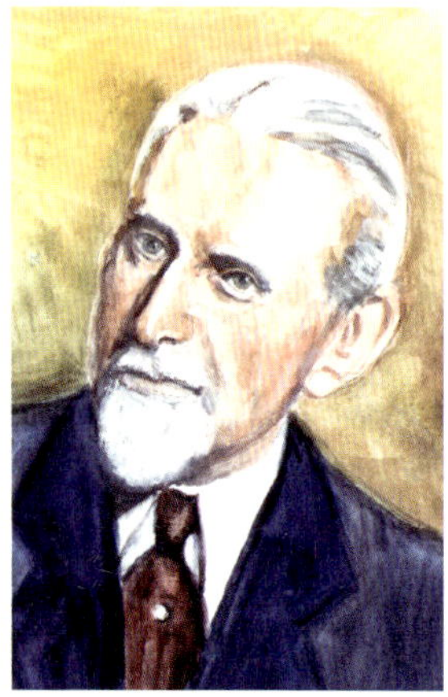

Die Moderne Mayr-Medizin ist nach dem Begründer Dr. Franz Xaver Mayr (1875–1965) benannt. Er war ein österreichischer Arzt, der sich zeitlebens der Erforschung der Zusammenhänge von Ernährung, Verdauung und Gesundheit widmete. Dabei erkannte er recht früh, dass die Ernährungsempfehlungen - damals wie heute zu einseitig - nur die Bedeutung des Lebensmittels hervorhoben. Sein Bestreben war daher, den Faktor „Verdauungsapparat" zu erforschen. Diesem Anliegen widmete er sich auf mehreren Ebenen. Er betrachtete seine Patienten als nicht völlig „verdauungsgesund", sodass er ihnen eine Therapie in Form von verschiedenen Fastenformen verordnete.

Er erkannte somit die enorme Bedeutung des Verdauungsapparates für unsere Gesundheit. Leider ließ ihn die damalige Medizin mit seinen Fragen alleine. Gott sei Dank, können wir heute fast sagen, da ihn genau diese „weißen Flecken" in der Medizin fesselten. Denn aus diesem Grund stellte er auch die Frage nach den medizinischen Kriterien eines gesunden Verdauungsapparates - der Größe, der Form, der Spannung etc. galt seine Aufmerksamkeit; und wo bzw. wann das Gesunde ins Krankhafte übergeht.

Diagnostik aus der Praxis entwickelt

Dr. Mayr war also Praktiker und darüber hinaus ein exzellenter Beobachter. Indem er seine Patienten während der Fastentherapie beobachtete, erkannte er auch die enormen Veränderungen. Und so ergab es sich fast von selbst, dass er diese Veränderungen als für den künftigen Mayr-Arzt wichtige diagnostische Kriterien festhielt. Er erkannte auch, dass sich durch Fasten nicht nur die Form und Lage und damit auch die Funktion des Verdauungsapparates verbesserte, sondern dass der Mensch in seiner Gesamtheit gesünder wurde. Die Haut und das Bindegewebe wurden straffer, die Haltung verbesserte sich und die verbesserte hormonelle Regulation führte zu erhöhter Resilienz – die Person wurde belastbarer.

Mayrs Genialität ist es auch zu verdanken, dass er seine Beobachtungen akribisch genau festhielt und seine Erkenntnisse in ein noch heute nachvollziehbares Diagnosesystem einbrachte. Mehr noch: Er stellte auch fest, dass all jene Veränderungen nach einem für die Natur typischen, immer gleichen, also reproduzierbaren Schema abliefen.

Diagnostik der Gesundheit

Dieses Diagnosesystem beschreibt also primär den Gesundheitszustand und ist damit etwas völlig Neues in der Medizin. Bis zu diesem Zeitpunkt war die Medizin davon ausgegangen, dass wir Symptome einer Krankheit beschreiben. Wir versuchen in der Regel, ihre Entstehung zu verstehen und dann eine Therapie dagegen zu entwickeln. Mayr hingegen beschrieb bereits vor fast 100 Jahren einen Weg, der heute zunehmend in das Blickfeld gerät – die Erhaltung der Gesundheit. Seine Diagnostik ist eine Diagnostik der Gesundheit: Sie beschreibt, wie der Zustand eines gesunden Menschen sein könnte. Als Ärzte vergleichen wir dann den Ist- mit dem Sollzustand und versuchen, die Gesundheit der Person in Richtung „Soll" zu verändern. Dabei begleiten wir sie durch diese Therapie.

Mayr selbst widmete sich also Zeit seines Lebens der Erforschung dieser Zusammenhänge. Allerdings fand diese Forschung nicht im Labor, sondern am Individuum statt. Er praktizierte in Johannesbrunn und Karlsbad (heute Tschechien) und auch in Wien. Zahlreiche Studienreisen und Aufenthalte brachten ihn nach England, in die USA und nach Skandinavien. Bald hatte Mayr internationale Anerkennung erlangt, sodass ihn bald namhafte Patienten aus aller Welt aufsuchten. Die letzten Jahre seines Lebens führten ihn in seinen Heimatort Gröbming im Ennstal zurück, wo er im Jahr 1965 kurz vor seinem 90. Geburtstag verstarb.

Dr. Mayr war es wichtig, seine Erkenntnisse weiterzugeben, weshalb er mit der Zeit Ärzte in den von ihm entwickelten Diagnostik- und Therapieverfahren unterrichtete. Aus der anfänglich kleinen Gruppe von interessierten Kollegen haben vor allem Dr. Ernst Kojer (1915-2002) und Dr. Erich Rauch (1922-2003) besondere Bedeutung erlangt. Dr. Kojer, der ein exzellenter Rhetoriker war, hat seinerseits ebenso voller

Empathie und Überzeugung unzählige Kollegen ausgebildet und sie dazu motiviert, die Diagnostik und Therapie nach Mayr zu praktizieren. Dr. Rauchs besonderer Verdienst wiederum lag neben der direkten Ausbildung von Ärzten in der schriftlichen Verbreitung der Ideen Dr. Mayrs. Es sollte auch erwähnt werden, dass er viele Komponenten der Therapie nach Mayr in den sich ständig ändernden medizinischen Alltag eingeführt hat. So war er es, der als Erster die Notwendigkeit einer milderen Therapieform als Gegensatz zum strengen Fasten erkannt hat. Gemeinsam mit Küchenchef Peter Mayr hat er die „Milde Ableitungsdiät" entwickelt, die bis heute die Grundlage jeder diätetischen Behandlung ist. Darüber hinaus war er einer der Ersten, der die Notwendigkeit der „Substitution" als vierte Säule der Therapie erkannt und praktiziert hat (Näheres dazu auf S. 106). Ich selbst durfte viele Jahre an der Seite Dr. Rauchs an dieser Entwicklung teilhaben und Erfahrungen sammeln.

Ein weiterer wichtiger Schritt in Richtung erforderlicher Individualisierung ist durch die Angliederung der Funktionellen Myodiagnostik gelungen. Wie in der Diagnostik nach Mayr wird mit den fünf Sinnen über eine Reaktionsveränderung an der Muskulatur ein funktioneller Zusammenhang sicht- und vor allem für den Patienten spürbar. So können sehr schnell zusätzliche Informationen über den gesamten Gesundheitszustand bzw. individuelle Belastungen des Patienten, aber auch zu notwendigen therapeutischen Maßnahmen erhalten werden. Auch mussten wir in den letzten Jahrzehnten erkennen, dass immer mehr Menschen an Defiziten im Mikronährstoffbereich (Vitamine, Spurenelemente, Mineralstoffe) leiden. Daher war es zwingend notwendig, auch alle Erkenntnisse der Orthomolekularen Medizin in die Moderne Mayr-Medizin zu integrieren.

Trotz aller Maßnahmen ist und bleibt die Therapie nach Mayr eine medizinische Behandlung, welche – über einen gewissen Zeitraum eingesetzt – nach bestimmten Kriterien und Indikationen verschiedenste Erkrankungen behandeln bzw. diesen vorbeugen kann. Dennoch sollten die wesentlichen Erkenntnisse aus der Therapie nach Mayr auch für eine Neuorientierung des Ernährungs- und Lebensstils genutzt werden. Diese Notwendigkeit hat zur Entwicklung des VIVAMAYR-Prinzips geführt: Hierbei wird durch eine „lebenslange Begleitung" Unterstützung in diesem Bereich gegeben.

GRUNDLAGEN
DER MODERNEN MAYR-MEDIZIN

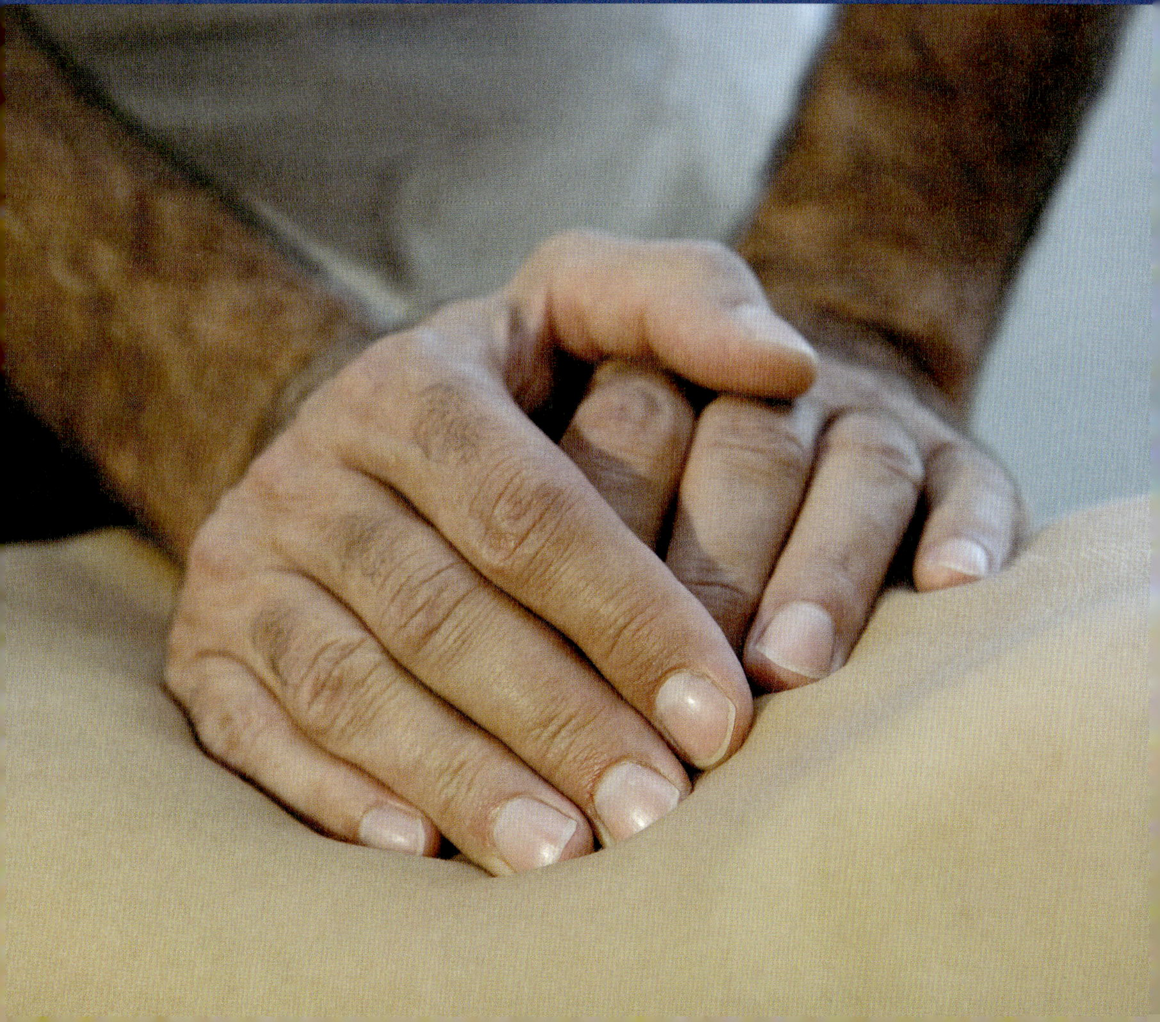

2

Grundlagen der Modernen Mayr-Medizin

Den Zusammenhang zwischen Ernährung und Wohlbefinden bzw. Gesundheit hat nicht erst Dr. Mayr betont. Bereits im antiken Griechenland war bekannt, dass wir uns durch das tägliche Essen gesund erhalten oder auch krank machen können. Und auch bei uns gibt es viele „Volksweisheiten", die davon zeugen: „Der Mensch ist, was er isst" ist nur ein Beispiel hierfür.

Betrachten wir nun einmal die besondere Aufgabe des Verdauungsapparates in diesem Zusammenhang.

Die Ernährung beeinflusst alle Bereiche unserer Gesundheit. Da wir uns durch die Ernährung gesund erhalten können, ist sie der wichtigste Faktor für die Vorsorge überhaupt; eine Vorsorge, die wir zeitlebens durchführen können und sollen. Es ist auch wichtig zu wissen, dass die Natur uns gesund erhalten möchte – sie hat kein Interesse am kranken Menschen. Das bedeutet aber auch, dass wir uns um unsere Gesundheit bemühen müssen, tagtäglich, ein Leben lang. Und was liegt näher, dies mit einer gesunden Ernährung zu tun.

„Naturgemäße" Medizin

Die Moderne Mayr-Medizin hilft uns dabei, die von der Natur vorgegebenen Richtlinien besser zu verstehen und auch therapeutisch zu nutzen. Eine gesunde Ernährung beginnt bereits beim Säugling. Diese Tatsache lehrt uns viel für das Verständnis insgesamt: Für den Säugling ist es wichtig, dass er das erste Lebensmittel – die Muttermilch – aktiv aus der Brust der Mutter saugt. Mit dem Saugen empfängt er nicht nur die stoffliche Komponente der Ernährung, sondern auch die gesamte Zuwendung und Liebe der Mutter. Die Mutter weiß ganz genau, dass es nicht so gut klappt, wenn sie keine Zeit hat, abgelenkt ist oder von Sorgen geplagt wird. All das hat bereits auf den Säugling Einfluss. In die moderne Lebenswelt von Erwachsenen übertragen würde das bedeuten: Stress beeinflusst die Ernährung äußerst negativ.

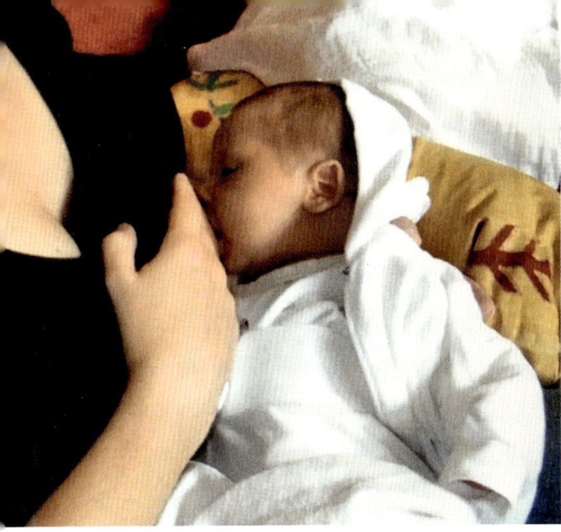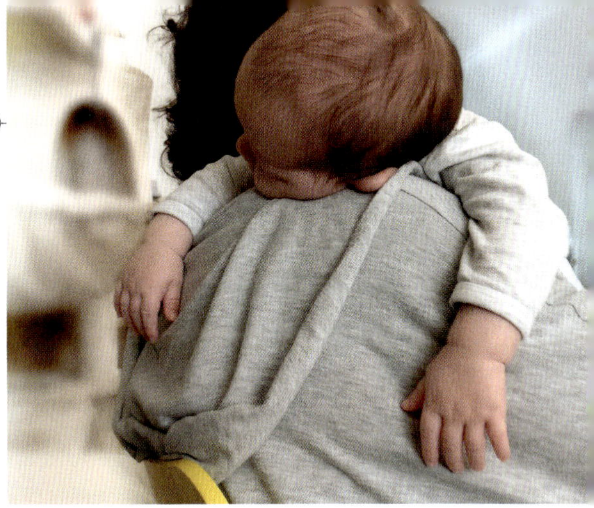

Aber auch das Saugen selbst ist für den kleinen Erdenbürger ganz wichtig. Dadurch wird nämlich die Muttermilch mit dem Speichel des Kindes vermischt. Dies ist der Beginn des chemischen Verdauungsvorganges im Verdauungsapparat. Nur wenn dieser abgestimmt auf die jeweiligen Lebensmittel erfolgt, können wir von einer gesunden Ernährung sprechen.

Ernährung ist das Produkt aus zugeführtem Lebensmittel und der Arbeit des Verdauungsapparates

Ernährung = Lebensmittel x Verdauungsleistung

Somit wird klar, dass eine gesunde Ernährung zweifelsohne vom Lebensmittel und unserem Verdauungsapparat abhängt. Entscheidend ist, was als Produkt herauskommt, denn dieses Produkt erst wird dem Körper für seine Aufgaben vom Verdauungsapparat zur Verfügung gestellt. Jede Zelle des Körpers lebt davon, was ihr der Verdauungsapparat liefert. Das Ergebnis seiner Arbeit ist also entscheidend für die Gesundheit und Leistungsfähigkeit der einzelnen Zelle und des gesamten Organismus.

Die Moderne Mayr-Medizin berücksichtigt diese Zusammenhänge auf besondere Weise. Mit der Weiterentwicklung zum VIVAMAYR-Prinzip führen wir Sie schließlich zu einem Neubeginn Ihrer Ernährungs- und auch Lebensweise.

Der Darm als Quelle der Gesundheit

Der Verdauungsapparat arbeitet so, wie wir ihn benützen – so könnte man die Ergebnisse moderner Forschung zusammenfassen. Allerdings erfolgt die Steuerung durch unser Unbewusstes. Wir trainieren den Verdauungsapparat am Anfang unseres Lebens und müssen später nicht mehr nachdenken, wie Verdauung abläuft. Unser Organismus kann es und wir merken gar nichts davon. Allerdings können wir uns auch ungesunde Gewohnheiten angeeignet haben. Und jeder weiß, wie schwer es ist, den „inneren Schweinehund" dann zu überlisten.

Nur an zwei Stellen können wir bewusst auf unseren Verdauungsapparat Einfluss nehmen, nämlich am Anfang und am Ende desselben. Besonders hervorzuheben ist dabei das Essen selbst. „Gut gekaut ist halb verdaut" heißt ein Sprichwort; und es stimmt, denn der Verdauungsvorgang beginnt im Mund. Dort werden die Speisen durch die Zähne mechanisch zerkleinert. Das hat den Effekt, dass sich die Angriffsfläche für den Speichel vergrößert. Dadurch wird die chemische Verdauung erleichtert. Andererseits erhält der Speichel bereits Enzyme, die zum Beispiel der Zuckerverwertung dienen. Auch für das Schmecken ist der Kauvorgang wichtig: Nur dadurch können die freien Nervenendungen, welche sich ausschließlich in der Schleimhaut des Mundes befinden, die Speisen wahrnehmen. Die Weiterleitung der Informationen über die Nerven zum Gehirn und eine komplizierte Verarbeitung des Wahrgenommenen lässt dann das Geschmacksgefühl entstehen. Wer also Geschmack und Genuss erleben möchte, soll und muss ausreichend kauen.

Pflege der Esskultur

Zu einer gesunden Esskultur gehört auch, dass wir die natürlichen Rhythmen beachten. Wir benötigen Zeit, die aufgenommene Nahrung vollständig zu verdauen. Es macht also keinen Sinn, ständig irgendwelche Speisen, Zwischenmahlzeiten, Snacks oder gar Süßigkeiten zu sich zu nehmen, weil in diesem Fall die Zeit zum Verdauen fehlt. Wir müssen davon ausgehen, dass mindestens 4 bis 5 Stunden benötigt werden, um eine Mahlzeit zu verarbeiten. Daher ergibt sich automatisch ein Rhythmus von Frühstück, Mittagessen und Abendessen. Allerdings ist unsere Leistungsfähigkeit – auch was die Verdauung betrifft – nicht immer gleich:

***„Frühstücke wie ein Kaiser,
zu Mittag esse wie ein Bürger,
abends wie ein Bettelmann."***

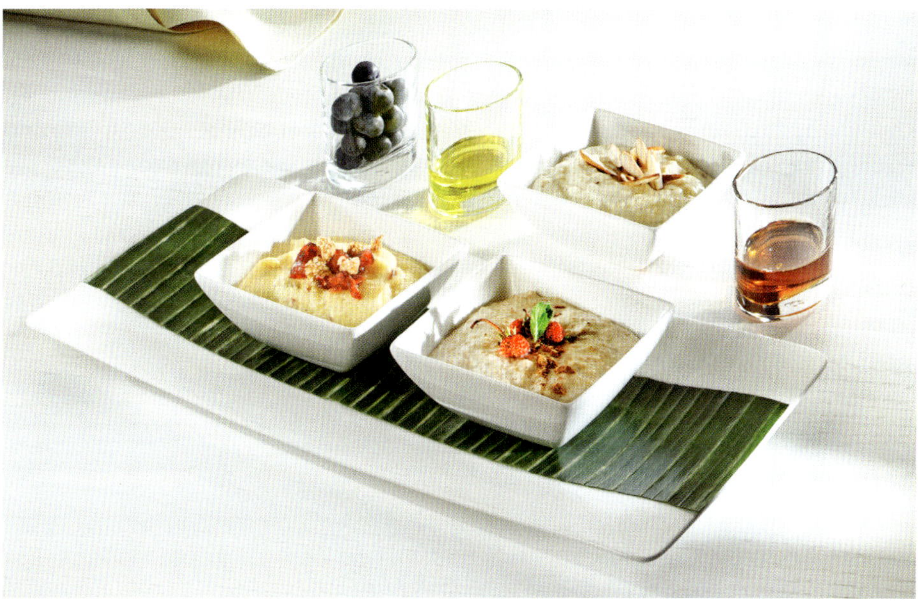

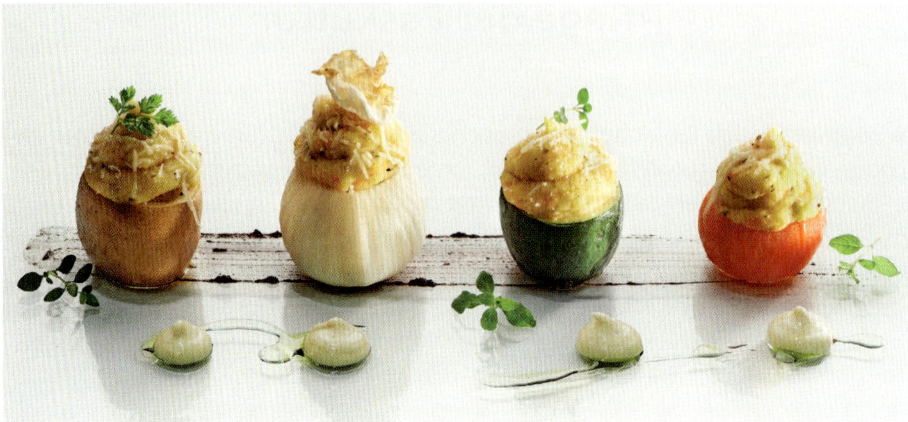

Überforderung vermeiden

Dieses Sprichwort nimmt Bezug auf unsere unterschiedliche Verdauungsleistung im Laufe des Tages: Sie nimmt gegen den Abend hin ab. Leider berücksichtigt unsere moderne Gesellschaft diese Naturgesetzmäßigkeit nicht oder jedenfalls zu wenig. Viele gesellschaftliche Ereignisse und berufliche Termine wie die Einladung zum Geschäftsessen finden am Abend statt. Oft hat man erst abends Zeit, sich entspannt hinzusetzen, und so werden auch im Familien- und Freundeskreis die Hauptmahlzeiten am Abend zu sich genommen. Entsprechend den natürlichen Rhythmen ist zu diesem Zeitpunkt der Verdauungsapparat aber genauso müde und erschöpft wie wir es sind. Wenn Sie abends nach einem anstrengenden Arbeitstag nach Hause kommen, sind keine Höchstleistungen mehr – körperlich wie emotional – möglich. Aber vom Verdauungsapparat fordern wir diese, wenn wir abends große Mengen von Lebensmitteln – vor allem Rohkost – zu uns nehmen. Je später dies erfolgt, desto ungünstiger ist es für unsere Gesundheit. Wir überfordern uns bzw. unseren Körper damit, was oft zu einer Reihe von gesundheitsgefährdenden Reaktionen führt, die wir im Folgenden noch genauer besprechen werden.

Gesundtrinken

Ein wichtiger Punkt der Esskultur ist auch das Trinken. Wir beobachten heute zunehmend, dass die Menschen zu wenig trinken. Und wenn sie es tun, dann sind es zumeist die falschen Getränke.

Der Körper braucht für alle Stoffwechselvorgänge ausreichend Wasser, da wir zu ca. 60 Prozent aus Wasser bestehen. Wasser ist das universelle Lösungsmittel im Organismus und darf nie fehlen. Ohne Wasser können wir nur wenige Tage überleben, ohne feste Nahrung weit länger. Daher ist der richtige Umgang mit Wasser auch ein wesentlicher Faktor für die Erhaltung der Gesundheit.

Im Alltag benötigen wir etwa zwei Liter Flüssigkeit pro Tag. Während einer Modernen Mayr-Therapie steigt dieser Bedarf, da sich hier die Entgiftungsvorgänge zu Buche schlagen. Neben der Menge ist aber auch der Zeitpunkt des Trinkens wichtig: Wir sollten vor allem zwischen den Mahlzeiten trinken, also über den Tag verteilt. Trinkt man während der Mahlzeiten, verdünnt die Flüssigkeit die notwendigen Verdauungssäfte. Dies mindert unsere Verdauungsleistung, und zwar genau zu dem Zeitpunkt, wo wir sie am dringendsten benötigen. Und letztlich kommt es noch darauf an, was getrunken wird. Eigentlich betrachten wir nur Wasser (am besten frisches Quellwasser), stilles Mineralwasser, kurz gebrühte Kräutertees sowie eine Gemüsebrühe als „freie Flüssigkeit“. Alle anderen Getränke wie Fruchtsäfte, Industriegetränke oder auch Milch beinhalten verschiedene Stoffe, die verdaut werden müssen. Trinken Sie daher ausreichend Wasser zwischen den Mahlzeiten; dann kann zu einem guten Essen auch ruhig ein guter Tropfen genossen werden.

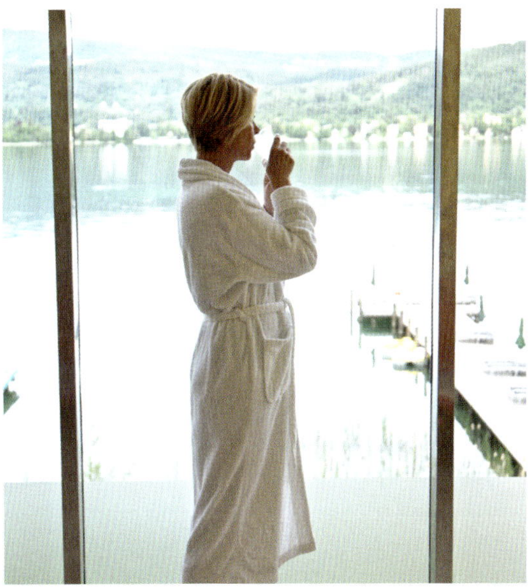

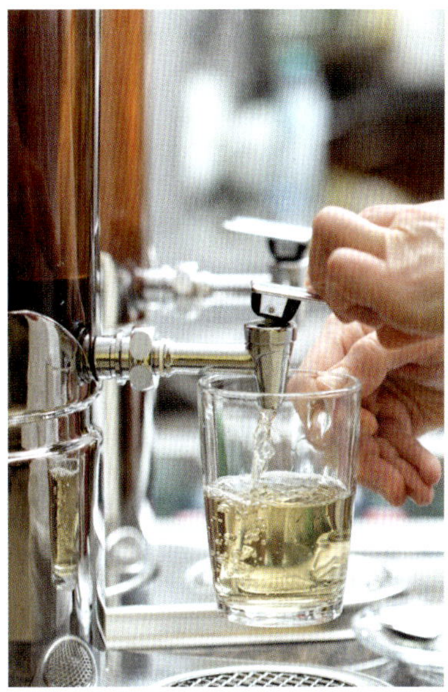

Für eine gute Atmosphäre sorgen

Zu einem guten und gesunden Essen gehört auch die Beachtung des „Drumherum": ein angenehmes Umfeld, ein nett gedeckter Tisch – kurz: eine Atmosphäre, in der Sie sich wohlfühlen und entspannt die Speisen genießen können.

„Liebe geht durch den Magen", besagt ein Sprichwort. Haben Sie umgekehrt schon einmal für jemanden gekocht, den Sie nicht mögen? Bereits die Vorstellung ist unangenehm; das Ergebnis wird katastrophal sein. Bedenken Sie, dass eine gesunde Ernährung Ausdruck einer gewissen Wertschätzung ist. Wertschätzung gegenüber der Natur im Allgemeinen, die die hervorragenden Lebensmittel für uns bereithält, Wertschätzung aber auch derjenigen Person gegenüber, die aus diesen Lebensmitteln mit viel Engagement und Liebe die Speisen zubereitet (hat). Es ist aber auch schlicht und einfach vor allem eine Wertschätzung uns selbst gegenüber: **Wir sind es wert, optimal ernährt zu werden.** Daher sollten Sie sich selbst auch immer mit einem guten und gesunden Essen verwöhnen.

All diese Komponenten der Ernährung können wir selbst beeinflussen. Die Zubereitung und die persönliche Einstellung zum Essen, vor allem aber die eigentliche Esskultur. Gutes Kauen und Einspeicheln ist nicht delegierbar. Letztlich ist dies viel entscheidender als das Lebensmittel selbst. Hier haben wir es oft nicht in der Hand, eine optimale Qualität zu erhalten.

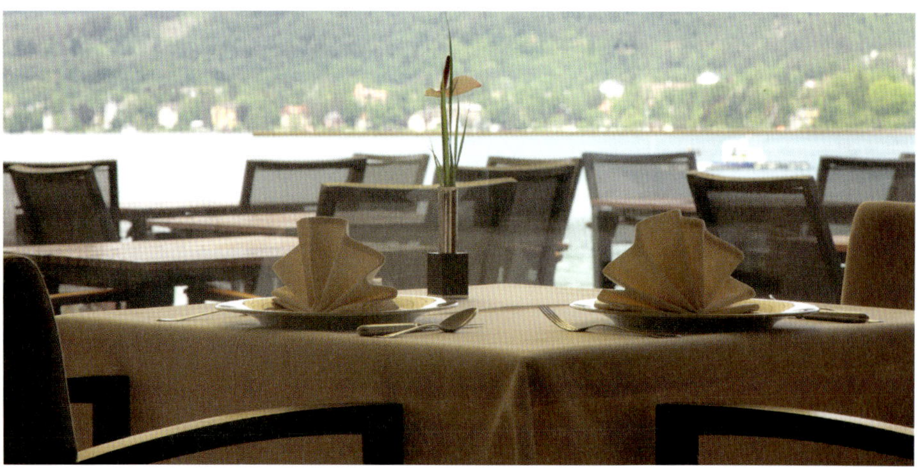

Die Bedeutung des Lebensmittels für die Ernährung

Lebensmittel sollten – wie es der Name bereits zum Ausdruck bringt – alles zum Leben Notwendige übermitteln. Dazu gehören einerseits die Inhaltsstoffe, vor allem aber die Lebendigkeit. Beide Komponenten werden heute oft in Mitleidenschaft gezogen.

Bereits bei den Inhaltsstoffen gibt es unterschiedliche Betrachtungen. Manche Experten betonen das Eiweiß, üblicherweise werden Kohlenhydrate in (zu) großen Mengen empfohlen, praktisch immer wird der Hinweis auf das richtige Fett vernachlässigt. Besonderes Augenmerk sollten wir auch auf die sogenannten „Vitalstoffe" legen. Dazu zählen Mineralstoffe, Spurenelemente und Vitamine. Sie werden in ausreichenden Mengen benötigt, fehlen aber heutzutage aufgrund der Industrialisierung und nicht optimaler Zubereitungsmethoden oft in unserer Nahrung.

Messungen des Vitalstoffgehaltes in Lebensmitteln haben gezeigt, dass dieser heute um bis zu 70 Prozent geringer ist als noch vor 20 bis 30 Jahren.

Gerade diese Vitalstoffe sind aber für einen gesunden Stoffwechsel essentiell. Hinzu kommt, dass sie durch unseren modernen Lebensstil und bei Stress – einem Phänomen unserer Zeit – vermehrt verbraucht werden. Zusätzlich führen die verschiedensten Arten von Zubereitungen (z. B. im Druckkochtopf) dazu, dass den Lebensmitteln die Vitalstoffe entzogen werden. Als Resultat dieser Umstände finden wir heute immer öfter Mangelzustände als Ursache verschiedener Beschwerden.

Lebendigkeit ist messbar

Es ist also wichtig, dass wir Lebensmittel zur Verfügung haben, die diese Vitalstoffe mitbringen. Und hier zeigt sich eine deutliche Überlegenheit der biologischen Lebensmittel. Es konnte nachgewiesen werden, dass biologische Lebensmittel wesentlich mehr „Biophotonen" – die Bezeichnung für die physikalische Qualität der Sonnenenergie in Form elektromagnetischer Wellen – aufweisen als Lebensmittel konventioneller Herstellung. Dies hängt eigentlich mit dem vermehrten Einfluss des Sonnenlichts auf biologisch hergestellte Nahrungsmittel zusammen. Die Sonne ist unser universaler Energiespender. Jene Lebensmittel, die diese Energie aufnehmen und an uns weitergeben, sind also für uns die wertvollsten. Biologische Landwirtschaft und artgerechte Tierhaltung sind also nicht nur Verkaufsargumente, sondern tatsächlich wichtige Aspekte, die zu einer gesunden Ernährung beitragen.

Trotzdem sollten wir uns immer bewusst machen, dass die Ernährung als Produkt des zugeführten Lebensmittels und der Verdauungsleistung wirkt. Die Lebensmittel sind wichtig und wir müssen uns auch um ihre Qualität bemühen. Noch wichtiger ist aber die Pflege der Esskultur, um dem Verdauungsapparat die Verarbeitung überhaupt erst zu ermöglichen. Daher sollten Sie Folgendes berücksichtigen:

- Bereiten Sie biologische Lebensmittel schonend und werterhaltend zu.
- Setzen Sie sich in Ruhe zum Essen und genießen Sie die Speisen.
- Essen Sie langsam und kauen Sie gut, um die Nahrung gut einzuspeicheln.
- Nehmen Sie sich Zeit zum Essen und geben Sie dem Körper Zeit zum Verdauen.
- Beachten Sie innere Rhythmen und überfordern Sie Ihren Verdauungsapparat nicht.
- Nehmen Sie die Abendmahlzeit möglichst früh zu sich und wählen Sie leicht bekömmliche Lebensmittel bzw. achten Sie auf die richtige Zubereitung (keine Rohkost am Abend!).
- Trinken Sie ausreichend **zwischen** den Mahlzeiten.
- Beachten Sie den Säure-Basen-Haushalt.

Dieses grundlegende Verhalten wieder zu erlernen ist oberstes Ziel der Modernen Mayr-Therapie.

VON DER FEHLVERDAUUNG ZUR KRANKHEIT

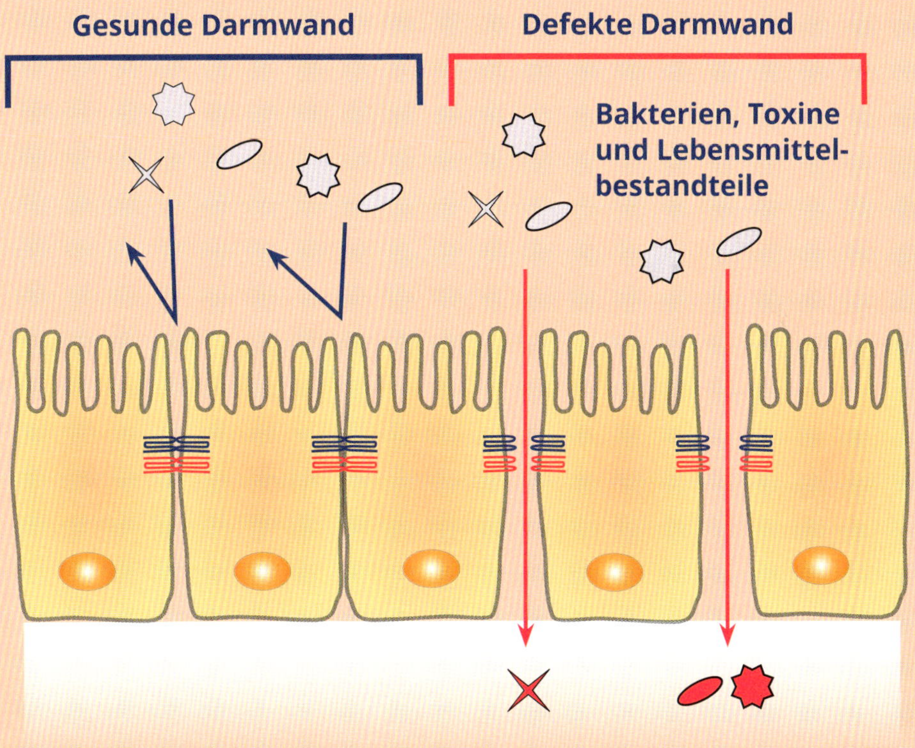

3

Von der Fehlverdauung zur Krankheit

Der Verdauungsvorgang ist ein Zusammenspiel mehrerer Vorgänge. Nach der Vorbereitung im Mund startet die chemische Verdauung. Dies bedeutet, dass die einzelnen Lebensmittel in ihre kleinsten Bestandteile zerlegt werden. So wird Eiweiß zu Aminosäuren, werden Kohlenhydrate zu Einfachzucker und Fette zu den einzelnen Fettsäuren abgebaut. All das erfolgt mithilfe unterschiedlicher Enzyme. Der Ort dieser Verdauungsprozesse liegt im oberen Abschnitt des Magen-Darm-Traktes, also im Magen und im Dünndarm. In den unteren Abschnitten, vor allem im Dickdarm, werden mit der unterstützenden Aktivität der Darmbakterien noch die letzten Inhaltsstoffe verwertet und dem Darminhalt Flüssigkeit entzogen.

Enzyme und Bakterien

Der Verdauungsvorgang besteht also aus der Interaktion unserer Enzyme mit der Gesamtheit der Darmflora. Wichtig ist nun, dass diese beiden Komponenten im Gleichgewicht sind. Durch unsere Enzyme sollte die Nahrung soweit verdaut werden, dass für die Bakterien zwar noch ausreichend Nährstoffe zum Leben bleiben, aber wiederum nicht so viele, dass diese durch das Nährstoffangebot übermäßig „wuchern" können. Dies kann nämlich nicht nur zu einer Fehlbesiedelung mit krankmachenden Keimen (z. B. Pilzen, Parasiten, Bakterien) führen, sondern auch dazu, dass durch die Verstoffwechselung der Nährstoffe selbst Gärung und Fäulnis entstehen.

Die Verdauung ist dann als gesund zu bezeichnen, wenn die aufgenommenen Lebensmittel im Verdauungsapparat vollständig und zeitgerecht abgebaut werden können.

Dabei ist sowohl der Faktor „vollständig" wie auch der Faktor „zeitgerecht" ausschlaggebend. Bleiben Speisen also länger im Verdauungsapparat liegen, da sie aufgrund einer zu gegebenem Zeitpunkt eingeschränkten Leistungsfähigkeit nicht abgebaut werden können, werden sie von den Bakterien für deren Bedarf und nach deren Kriterien verstoffwechselt.

An dieser Stelle wird nochmals die Bedeutung der Esskultur klar: Jede Überforderung der aktuellen Verdauungsleistung führt zur **Fehlverdauung**. Dies bedeutet weiter, dass die Nahrung vermehrt von den Bakterien umgesetzt wird. Wurden nun kohlenhydratreiche Speisen gegessen, so kommt es zu Gärungsprozessen. Eiweißreiche Lebensmittel hingegen werden durch Fäulnis und Verwesung zersetzt.

Gärung und Fäulnis im Alltag

Jeder kann diese Vorgänge selbst beobachten. Sie brauchen nur ein Stück Obst in feuchter und warmer Umgebung sich selbst überlassen. Oder noch besser: Sie besuchen nach der Erntezeit im Herbst den Gärkeller eines Winzers. Dort kann man die Vorgänge der alkoholischen Gärung ganz genau beobachten: Die Gasbildung, die Wärmeentwicklung (große Fässer werden deshalb gekühlt) und auch der saure Geruch sind die typischen Merkmale.

Gärung durch zu viele Kohlenhydrate (= Zucker) erzeugt **toxische Alkohole**	Fäulnis durch zu viel Eiweiß (Fleisch, Fisch, Käse) erzeugt **biogene Amine**
Propanol	**Putrescin**
Ethanol	**Cadaverin**
Methanol	**Skatol, Indol**
Butanol	**Histamin**

Fäulnis und Verwesung sind bei Eiweiß, also Fleisch, Fisch und Käse, zu beobachten. Ein kleines Stück Fleisch im Sommer an der Sonne zeigt nach kurzer Zeit alle Zeichen der Zersetzung. Oder denken Sie nur an ein verfaultes Ei – dieser Geruch ist unverkennbar.

Selbstvergiftung beginnt im Darm

All diese Vorgänge laufen also in unserem Verdauungsapparat ab, wenn wir uns beim Essen überfordert haben. Gärungs- und Fäulnisprozesse produzieren zahlreiche Giftstoffe. Bei der Gärung sind dies hochgiftige Alkohole; bei der Fäulnis fallen biogene Amine an, deren wichtigster Vertreter das entzündungsfördernde Histamin darstellt. Als Folge davon kommt es im Verdauungsapparat zu einer mehr oder weniger stark ausgeprägten Entzündung. Diese verläuft meist chronisch, weil sich über einen längeren Zeitraum kaum etwas an der Ernährungssituation ändert. Als Folge dieser Entzündung wird der Darm – bildlich gesprochen – „löchrig“. Wir sprechen dann von einem sogenannten „Leaky-Gut-Syndrom“. Es bedeutet, dass der Darm seiner Barrierefunktion als Grenze zwischen Außenwelt (= Darminhalt) und Innenwelt (= Stoffwechsel) nicht mehr gerecht wird. In der Folge können also Inhaltsstoffe des Darms in den Organismus gelangen, auch wenn sie nicht vollständig verdaut wurden und so noch gar nicht resorbiert werden dürften. Aber auch die Giftstoffe aus dem Gärungs- oder Fäulnisprozess selbst gelangen in den Körper.

Damit wird aber auch die Grenze überschritten, wo sich Störungen des Verdauungsapparates im Organismus bemerkbar machen können. Solange nur der Darminhalt von der Fehlverdauung betroffen ist, merkt der Organismus noch nicht viel davon. Allerdings ist es wie eine Belagerung vor den Stadtmauern: Bricht der Verteidigungswall irgendwann ein, kommt es zu Auswirkungen unterschiedlichster Art. Schritt für Schritt gelangen dann immer mehr Giftstoffe in den Organismus und führen buchstäblich zur „Selbstvergiftung“ durch Zersetzungsprodukte aus dem Darm. Wir müssen heute davon ausgehen, dass viele unserer sogenannten Zivilisationskrankheiten, vor allem aber die enorme Zunahme von allergischen Erkrankungen, damit in Zusammenhang stehen.

Dieser von Mayr als **„chronischer Verdauungsschaden“** bezeichnete Prozess steht also ganz am Anfang einer Entwicklung unterschiedlichster Krankheitsbilder, die – wie Mayr weiter ausführt – uns krank, vorzeitig alt und hässlich werden lassen.

Der Körper wehrt sich

Wir sind diesem Anfall von Giftstoffen allerdings nicht schutzlos ausgeliefert. Eine Reihe von Abwehrmaßnahmen versucht, das Ärgste zu verhindern.

Das Lymph- und Immunsystem als Grenzwache

Die erste Station hierbei ist das Lymph- und Immunsystem. Es fungiert als „Grenzpolizei" und ist zu über 60 % an den Verdauungsapparat gebunden. Das Immunsystem erkennt also Stoffe, die (noch) nicht die Grenze des Verdauungsapparates passieren sollten. Fremdartiges wird markiert, möglichst auch isoliert und rasch abgebaut. Allerdings gelingt dies nicht immer, sodass es oft zu Stauungen beim Lymphabfluss im Darmbereich kommt. Diese sind immer Zeichen einer Belastung mit Giftstoffen; oft steckt auch eine Allergie dahinter.

Chemiefabrik Leber

Eine weitere Station in der Abwehr von Giftstoffen ist die Leber. Sie ist unser Haupt-Stoffwechsel- und Haupt-Entgiftungsorgan. Alle Stoffe, die über den Darm resorbiert werden, gelangen zur Leber. Ihre Aufgabe ist es nun, das Wertvolle vom Giftigen zu trennen. Kohlenhydrate, Fette und Eiweiß werden für den Stoffwechsel aufbereitet und die auszuscheidenden Substanzen entgiftet. In der Folge werden diese über die Galle zum Darm zurückgeführt oder im Zuge verschiedener chemischer Prozesse so weit verändert, dass sie über die Nieren den Körper verlassen können.

Am bekanntesten ist wohl die Bedeutung der Leber beim Abbau von Alkohol. Hierbei dient sie nicht nur dem Abbau des „guten Tropfens", den wir genossen haben, sondern sie ist auch für den Abbau der zum Teil hochgiftigen Alkohole wichtig, die wir über Fehlverdauung im Darm selbst produzieren. Unsere Leber ist äußerst flexibel und leistungsfähig. Doch auch das beste System kann überfordert oder überlastet werden. Die Giftstoffe durchschreiten dann die Leberbarriere und können über das Blutsystem zu jeder Zelle des Organismus gelangen.

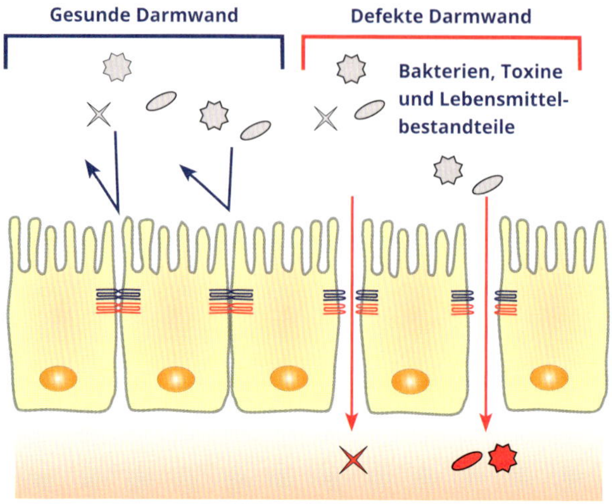

Das Bindegewebe als Mülldeponie

Um vielleicht noch in letzter Sekunde gravierende Störungen zu verhindern, haben wir den Zellen das sogenannte Bindegewebe vorgeschaltet. Es wirkt wie ein dreidimensionaler Filter. Das Bindegewebe fängt Giftstoffe ab, bevor diese die Zellen (zer)stören können. So betrachtet ist das Bindegewebe unsere „Mülldeponie", da auch die Zellen ihre Abfallprodukte aus dem eigenen Stoffwechsel an das Bindegewebe abgeben. Lagern sich nun viele dieser Abfallprodukte im Bindegewebe ab, so sprechen wir von einer „Verschlackung" desselben.

Betrachten wir nochmals den Weg der im Darm entstandenen Giftstoffe, so kann es an allen Stellen (Geweben) zur Beeinträchtigung der normalen und gesunden Funktion kommen: im Darm, in der Lymphe bzw. dem Immunsystem, in der Leber, im Blut als Transportsystem, im Bindegewebe als Deponie und letztlich in den Zellen selbst. Nicht jeder Mensch reagiert an allen Systemen gleich. Je nachdem, wo der Einzelne seine „Schwachstellen" hat, treten dort die Beschwerden auf. Das macht es nicht immer leicht zu erkennen, dass ein und derselbe Mechanismus für die Beschwerden verantwortlich ist. Verständlich ist dann aber wieder, dass eine so einfache Maßnahme wie das Fasten eine Elimination der Giftstoffbelastung in allen Bereichen ermöglicht. Im Entleeren der „Mülldeponien" liegt also der wesentliche Schritt hin zu einer gesünderen Zukunft.

Natürliche Reaktion des Organismus

Wir müssen also zur Kenntnis nehmen, dass sich eine Belastung mit Darmgiften am gesamten Körper manifestieren kann. Sie führt zu Missempfindungen, Störungen des Wohlbefindens bis hin zu gravierenden Erkrankungen. Hierbei stellt sich die Frage, ob trotz der Vielfalt noch gewisse Gesetzmäßigkeiten erkennbar sind. Und tatsächlich erfolgt die naturgemäße Regulation dieser Abläufe immer gleicher Art:

Abwehr

Wir gehen zunächst von einem gesunden Organismus aus, der eine gute Regulations- und Eliminationsfähigkeit besitzt. Gelangt hier ein „krankmachender Reiz“ zu einer gesunden Zelle, so wird diese das auslösende Agens mit allen ihr zu Gebote stehenden Mitteln abwehren. Dabei ist es einerlei, ob die Störung als Angriff von außen in Form von Viren oder Bakterien und dergleichen erfolgt, von innen über den Darm oder ob es sich um eine emotionale Belastung handelt. Die Abwehrreaktion führt dazu, dass die Zelle mehr Leistung erbringt. Diese Aktivität äußert sich in verschiedener Weise.

Handelt es sich um eine Muskelzelle, wird diese eine vermehrte Spannung oder Aktivität aufweisen. Übertragen wir das auf den Verdauungsapparat, so bedeutet dies eine vermehrte Peristaltik (rhythmische Bewegungsmuster), vermehrte Sekretion und eine insgesamt erhöhte Spannung. Und schon sehen wir das Bild einer akuten Durchfallreaktion vor uns, zum Beispiel nach dem Verzehr von verdorbenen Lebensmitteln.

Die erhöhte Aktivität kann sich aber auch als allgemeine Erregung oder Erregbarkeit zeigen. Je nach Organbezug finden wir daher als Ausdruck dieser Stoffwechselsituation zum Beispiel Hyperaktivität bei Kindern, eine Tendenz zur Überfunktion im hormonellen System (zum Beispiel der Schilddrüse) oder vielleicht ein prämenstruelles Syndrom. Ein solches Stadium ist immer der Versuch des Organismus, das auslösende – störende – Agens zu eliminieren. Gelingt dies durch eine Vielzahl an Möglichkeiten, kehrt der Organismus wieder zu seinem Ausgangszustand zurück.

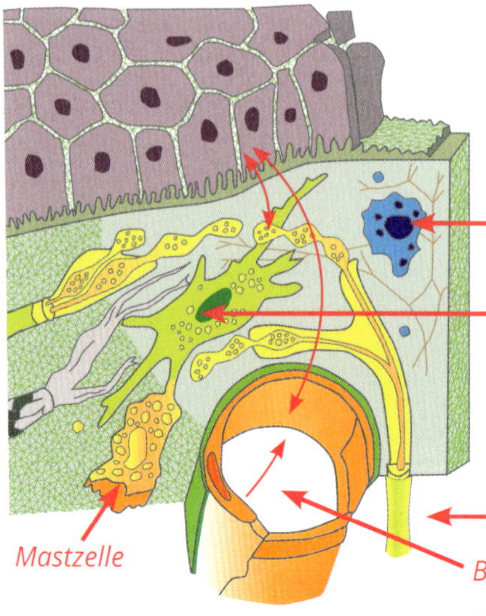

Die bindegewebige Matrix

Erschöpfung

Gelingt dies jedoch nicht, bleibt der Auslöser bestehen oder ist er stärker als alle Regulations- oder Eliminationsmöglichkeiten – kurz: sind unsere Abwehrmechanismen überfordert, so tritt Schritt für Schritt ein Nachlassen der Spannkraft und damit der Leistungsfähigkeit ein. Vielleicht registriert der eine oder andere eine gewisse Müdigkeit am Anfang. Oft aber übergeht man solche Warnsysteme. Jedenfalls lassen die Organfunktionen allmählich, aber sicher nach. Im Verdauungsapparat kommt es zu einer langsameren und unvollständigen Verdauung. Dies fördert zusätzliche Fehlverdauung. Das Nachlassen der muskulären Spannkraft führt aber neben der mangelnden Ausscheidung (Obstipation) auch zu einer Veränderung der Haltung. Auch die Muskeln des Skeletts lassen an Spannkraft nach.

Im hormonellen System führt die Erschöpfung langsam, aber sicher zum Burnout. Unter diesem relativ neuen Syndrom leiden heute viele Menschen. Wir sagen dann, „wir sind gestresst". Dies ist auch durchaus zutreffend: Der österreichisch-kanadische Forscher Dr. Hans Selye hat diesen Ablauf tatsächlich so beschrieben. Und Selye hat auch den Ausdruck „Stress" geprägt. Er meinte damit die Summe aller Einflüsse, die auf uns wirken, sowie unsere Regulationsfähigkeit als Reaktion auf diese Auslöser, „Stressoren" genannt.

DIAGNOSTIK NACH MAYR – DIAGNOSTIK DER GESUNDHEIT

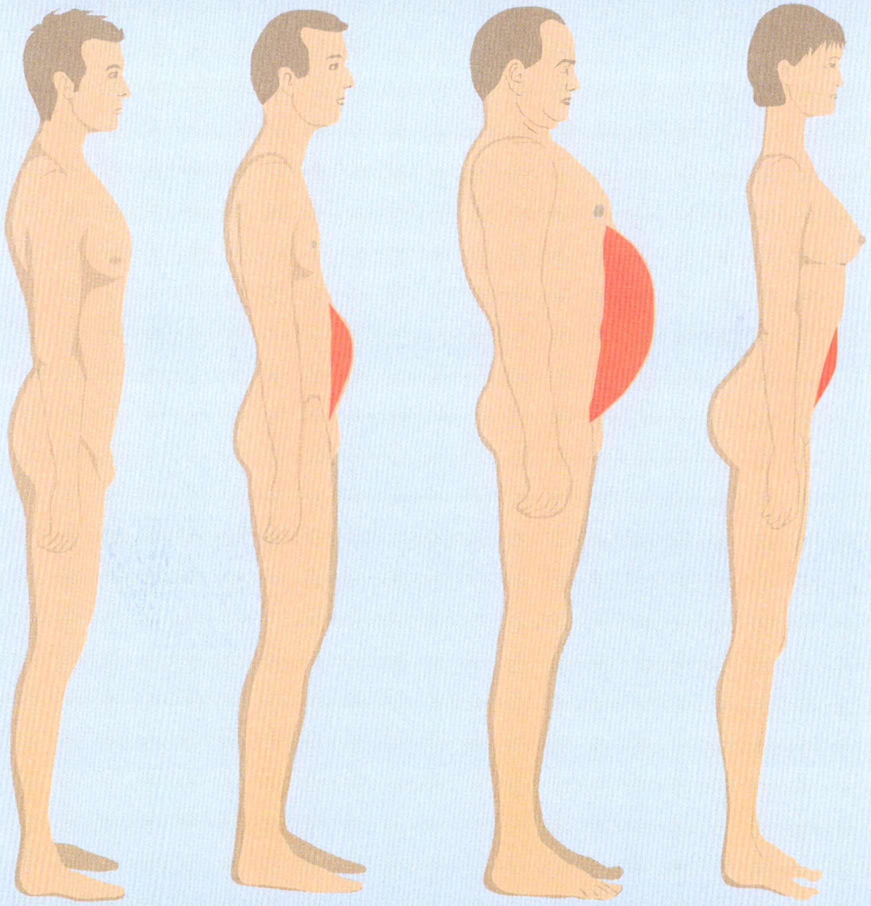

4

Diagnostik nach Mayr – Diagnostik der Gesundheit

Diagnostik ist die Kunst, das Krankhafte vom Gesunden und das Gesunde vom Krankhaften ausreichend begründet zu unterscheiden. F. X. Mayr entwickelte dafür Messparameter, mit denen der geschulte Mayr-Arzt in der Lage ist, den Gesundheitszustand eines Menschen zu beurteilen. An erster Stelle der Diagnostik steht die klinische Untersuchung durch einfaches und natürliches Betrachten und Fühlen im Sinne einer manuellen Untersuchung, ganz nach dem Vorbild der Wiener Medizinischen Schule. Er beschrieb die normale Körperform und Körperhaltung sowie deren Abweichungen vom Gesunden. Außerdem erkannte er charakteristische Merkmale für die Beschaffenheit einer gesunden Haut, der Haare, Augen, letztlich aller Organsysteme sowie deren Fehlentwicklungen.

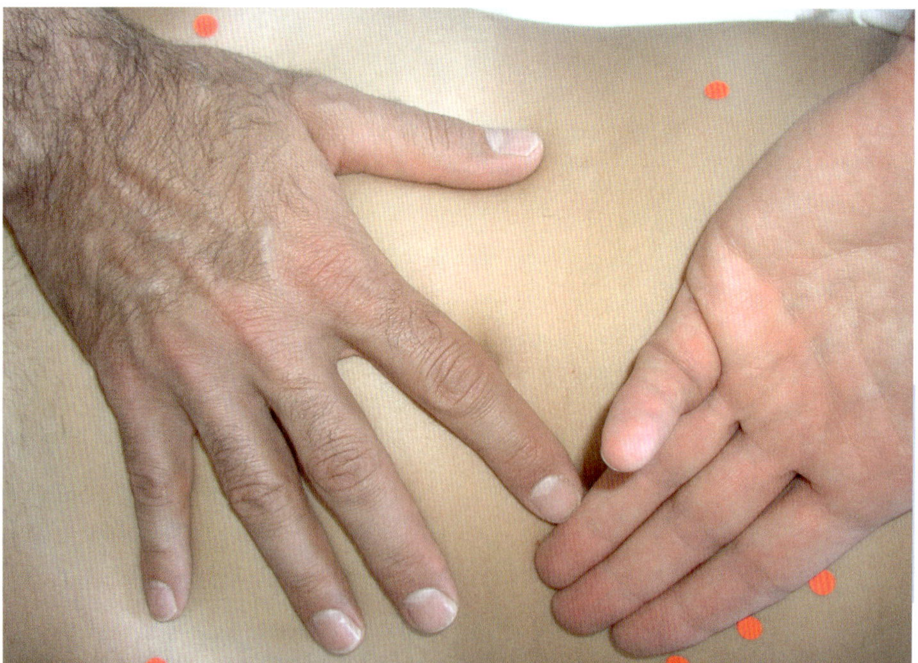

Es war nun der große Verdienst von Dr. Mayr, all diese Abläufe systematisiert in seinem Diagnosesystem zu erfassen und nachvollziehbar zu beschreiben. In der Diagnostik nach Mayr erkennt der geschulte Arzt, in welchem Stadium der Belastung sich der Betreffende befindet. Man sieht auch, welches Organsystem vorrangig von der Störung betroffen ist. Wie ein Mosaik entsteht auf diese Weise ein Bild des aktuellen Gesundheitszustandes.

Die Untersuchung nach Mayr ist eine ausführliche klinische Untersuchung. Mayr beschrieb einige besondere Befunde, vor allem den Bauch betreffend, welche immer erhoben werden. Dabei wird mittels Tasten, Fühlen und sanfter manueller Provokation der Zustand des Verdauungsapparates beurteilt. Primär erfolgt dies ohne Geräte – nur mit den speziell geschulten fünf Sinnen. Heute wird diese wichtige Diagnostik selbstverständlich durch moderne Maßnahmen sinnvoll ergänzt.

Funktionsdiagnostik der Gesundheit

Für den Arzt ist die Diagnostik wichtig, aber sie muss in Verbindung zur Entwicklung der Beschwerden gesehen werden. Heute wird in der Diagnostik der Krankheitscharakter zu stark betont. Erst ab bestimmten Werten (Veränderungen) sprechen wir von Krankheiten. So ergibt es sich oft, dass sich der Einzelne nicht wohlfühlt, dass aber seine Werte (noch) normal sind. **Zwischen Befund und Befindlichkeit besteht eine große Diskrepanz.**

Anders bei der funktionellen Diagnostik: Mayr entwickelte eine Diagnostik der Gesundheit, d. h., er beschreibt einen idealen, gesunden Zustand, wohl wissend, dass dies eine Fiktion, eine Vorstellung, ist und sich bei der untersuchten Person nicht finden lässt. Doch indem wir ein Bild dieser Idealgesundheit vor Augen haben, können wir vergleichen, wie stark sich der Betreffende von seinem Idealzustand entfernt hat, in welchem Bereich dies eher erfolgte oder welches Organ(-system) stärker betroffen und welches funktionell noch gesund ist. So lassen sich bereits Tendenzen erkennen, die bei längerem Bestehen zu manifesten Erkrankungen führen würden.

Die Diagnostik nach Mayr ist eine echte Diagnostik im Vorfeld von gravierenden Erkrankungen. Aber sie bringt auch charakteristische Entwicklungen zum Vorschein. So führen Veränderungen der Verdauungsfunktion zu typischen Veränderungen der Verdauungsorgane und damit des gesamten Bauches. Dies wiederum hat Auswirkungen auf die Haltung des Menschen.

Die Bauchform bedingt also die Haltungsform, dadurch lässt sich der „chronische Verdauungsschaden" auch an der Fehlhaltung erkennen.

Für den ersten Besuch bei einem Mayr-Arzt sollten Sie sich immer ausreichend Zeit nehmen. Dieser wird zunächst eine ausführliche Anamnese nach naturheilkundlichen und schulmedizinischen Gesichtspunkten erheben. Dann wird er Sie gründlich untersuchen und zusätzlich nach der Mayr'schen Diagnostik beurteilen. Seien Sie deshalb nicht überrascht, wenn neben Körpergewicht, Herz- und Lungenfunktion sowie Blutdruck auch verschiedene persönliche Parameter mit der Mayr-Diagnostik erhoben werden. Anhand Ihrer Bauchform und Körperhaltung, in Ihrem Gesicht, an Ihrer Haut sowie dem Zustand Ihrer Haare und Nägel kann der geschulte Arzt die wesentlichen Abweichungen vom optimalen, gesunden Zustand erkennen. Der Grad der Abweichung steht in direktem Zusammenhang mit dem Ausmaß des chronischen Darmschadens und der daraus resultierenden intestinalen Autointoxikation – der Selbstvergiftung aus dem Darm (mehr dazu auf Seite 82).

Je stärker die intestinale Autointoxikation ist, desto vorsichtiger muss der therapeutische Weg gewählt werden. Dessen Ziel ist es, die Organe und das Gewebe des Patienten in Form, Größe und Spannkraft zu optimieren, damit sie wieder ein Maximum an Leistung mit einem Minimum an Kraftaufwand erbringen. Das allein ist ökonomisch und garantiert die beste Zusammensetzung des Blutes und der Körpersäfte. Dabei gibt es einige diagnostische Kriterien, an denen Sie selbst erkennen können, wie weit Sie von der Idealgesundheit abweichen. Betrachten Sie sich doch einmal kritisch im Spiegel. Konzentrieren Sie sich zunächst auf das Gesicht und beurteilen Sie Ihre Haut.

Die Haut

Normalerweise schmiegt sich die Haut wie ein ideal sitzendes, faltenloses Trikot fest an die Körperkonturen. Die Elastizität der Haut ist so groß, dass sich beim Lachen keine Falten bilden. Sie können Sie messen, indem Sie versuchen, über dem Wangenknochen eine Hautfalte abzuheben (wir nennen dies „Tonusprüfgriff nach Mayr"), was im Idealzustand praktisch nicht möglich ist. Die gesunde Haut hat darüber hinaus eine samtartige, weiche, glatte, glänzende und reine Oberfläche. Verfärbungen und Verunreinigungen der Haut sprechen für eine Belastung des Stoffwechsels und sind ebenfalls Ausdruck einer Selbstvergiftung aus dem Darm.

Vergleicht man den Darm des Menschen mit den Wurzeln eines Baums, dann entspricht die Haut der Rinde. Die Oberfläche und die Farbe der Haut geben uns genaue Auskunft über den Blut- und Säftezustand unseres Körpers, der wiederum wesentlich von der Gesundheit des Dünndarms und der Leber abhängt.

Die Augen

Lenken Sie nun Ihre Aufmerksamkeit auf Ihre Augen. Normalerweise ist die Lidspalte, die den sichtbaren Teil des Augapfels einfasst, nur so groß, dass Sie nur rechts und links der Iris (farbiger Teil des Auges) die weiße Bindehaut sehen können. Kommt es jedoch durch Gifte im Blut zu einer Schwächung des Augenschließmuskels – der ja die Weite der Lidspalte bestimmt –, so wird zusätzlich zu den beiden anderen das sogenannte „dritte Weiß" unterhalb der Iris sichtbar.

Achten Sie auch auf das eventuelle Vorhandensein einer „Tränenstraße". So nennt der Mayr-Arzt jenen bräunlich verfärbten Hautstreifen, der von den Augenwinkeln nach seitwärts führt. Er entsteht, wenn die während des Schlafes austretende und über die Augenränder abfließende Tränenflüssigkeit schädliche Giftstoffe enthält. Dieser Tränenabfluss als „Notventil" wird in Anspruch genommen, um schädliche Abfallprodukte zu entsorgen, sobald die Ausscheidungsorgane Darm, Niere, Haut und Lunge überfordert sind.

Haare und Nägel

Wie die Haut spiegeln auch deren „Abkömmlinge" – Haare und Nägel – den Gesundheitszustand von Blut und Körpersäften wider. Das gesunde Haar ist dicht, elastisch, seidig glänzend, satt gefärbt, wenig schmutzend und leicht frisierbar. Erste Anzeichen einer Störung durch Schadstoffe im Blut sind fettige, leicht verschmutzende, strähnige Haare. Bei Mangel an Aufbaustoffen wird das Haar trocken, spröde, glanzlos und matt. Es ist dann auch meist sehr widerborstig und schlecht frisierbar. Hält die Störung länger an, werden die Haare schließlich dünner, brüchig und fallen leicht aus.

Ganz ähnlich verhält es sich mit den Nägeln. Sie sind – ebenso wie die Haare – reine Anhangsgebilde der Haut und als solche natürlich direkt abhängig vom Gesundheitszustand der Haut. Der gesunde Nagel ist leicht gewölbt, glatt (ohne Längs- oder Querrillen) und glänzt wie poliert. Seine Farbe wirkt rosiger als die der Haut. Das halbmondförmige Weiße des Nagels ist klar abgesetzt und nicht zu groß. Diese Kriterien gelten für Finger- wie Zehennägel gleichermaßen.

Die Bauch- und Haltungsformen – eine (ge)wichtige Typologie

Schon unser täglicher Sprachgebrauch weist darauf hin, dass der Bauch als „Stimmungsbarometer" zu fungieren und untrügliche Hinweise auf die individuelle Befindlichkeit zu liefern vermag: „Aus dem Bauch heraus" treffen wir – sonst eher kopfgesteuerte – Menschen des 21. Jahrhunderts so manche Entscheidung, haben jedoch gehöriges „Bauchweh", wenn wir uns plötzlich in einer unübersichtlichen Lage befinden.

Der Bauch stellt also nicht nur einen Körperteil wie jeden anderen dar, sondern führt – und dies ist durchaus nicht nur buchstäblich zu verstehen – in unsere Mitte. Für F. X. Mayr lag daher die Frage nahe, ob sich aus dem Zustand des Bauches auch Rückschlüsse auf den Rest des Organismus ziehen lassen. Und natürlich auch, wie denn ein ideal-gesunder Bauch – sofern es diesen gibt – beschaffen ist. Tatsächlich fand Mayr durch seine Arbeit Kriterien für diesen ideal-gesunden Bauch.

Der ideale „Normbauch" ist symmetrisch geformt, zeigt ein deutlich erkennbares Relief und hat eine erkennbare Taille. Der Zwischenrippenwinkel (siehe Foto rechts) sollte nur ca. 30 Grad betragen. Von der Brustbeinspitze führt bis zum Nabel eine gerade Rille hinab, die Meridianlinie. Sie teilt die Körperoberfläche in zwei Hälften, die im Idealfall gleich groß sind. Die Dünndarmvorwölbung, die gerade in die eigene Hand passen sollte, befindet sich in der Mitte des Bauches mit dem

Nabel als Zentrum (siehe Foto). Ihre Grenze zum Dickdarm, der den Dünndarm wie ein nach unten offenes Hufeisen umspannt, bildet die sogenannte U-Delle. Der gesamte Bauch ist weich, an keiner Stelle druckempfindlich und schon gar nicht schmerzhaft.

Der ideale Bauch

Größe und Form des Bauches werden im Wesentlichen von Dünndarm, Dickdarm und Leber bestimmt, da diese den größten Teil des Bauches einnehmen. Der Darm ist ein Muskelschlauch, der gut tonisiert, aber nicht verkrampft ist, um möglichst wenig Platz in der Bauchhöhle einzunehmen. Selbst durch Nahrungsaufnahme verändert er sich sowohl in Form als auch Größe nur unwesentlich.

Die Wand des Dünndarms, der in der Länge etwa 5 Meter misst, besteht aus einer Längs- und einer Ringmuskulatur. Diese Muskulatur wiederum ist mit einer Schleimhaut ausgekleidet, die unzählige Drüsen für die Produktion der Verdauungssäfte enthält. Zur Vergrößerung der Oberfläche ist diese Schleimhaut in zahllose Falten und Zotten gelegt; eine geniale Lösung, um einen größtmöglichen Austausch mit von außen kommenden Energiequellen, also der Nahrung, zu schaffen.

Doch wo ein Ideal ist, gibt es auch eine Abweichung davon, und so konnte Mayr im Zuge seiner umfangreichen Patientenstudien verschiedene Bauchformen erkennen, die sich deutlich von der idealen Form unterscheiden. Diese Abweichungen von der idealen Bauchform haben primär nichts mit vermehrter Fettansammlung im Bauchraum zu tun. So gibt es durchaus schlanke Menschen mit einem großen, aufgetriebenen Bauch, aber auch Übergewichtige mit einem nur kleinen Bauch.

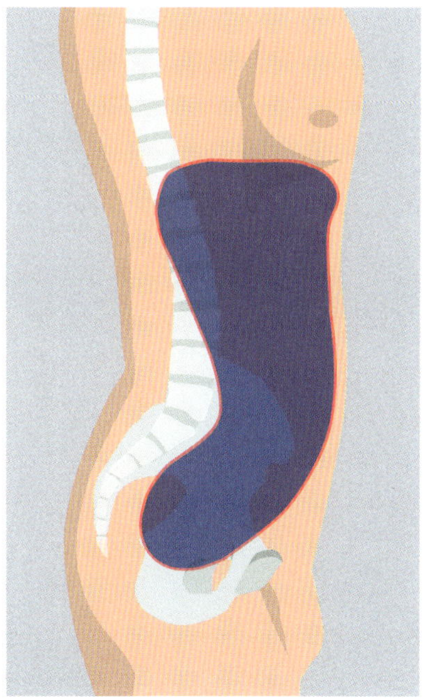

Der Idealbauch

Was die meisten für einen Fettbauch halten, ist daher in Wirklichkeit meistens nur eine fettreiche Bauchdecke. Um diese zu verringern, bedarf es einer über längere Zeit durchgeführten unterkalorischen Nahrungsaufnahme. Hingegen können die Bauchformen durch eine konsequente, fachkundige Therapie nach Mayr vergleichsweise rasch verändert werden. Wie lässt sich nun medizinisch-anatomisch erklären, dass wir nicht alle den gleichen gesunden Bauch haben?

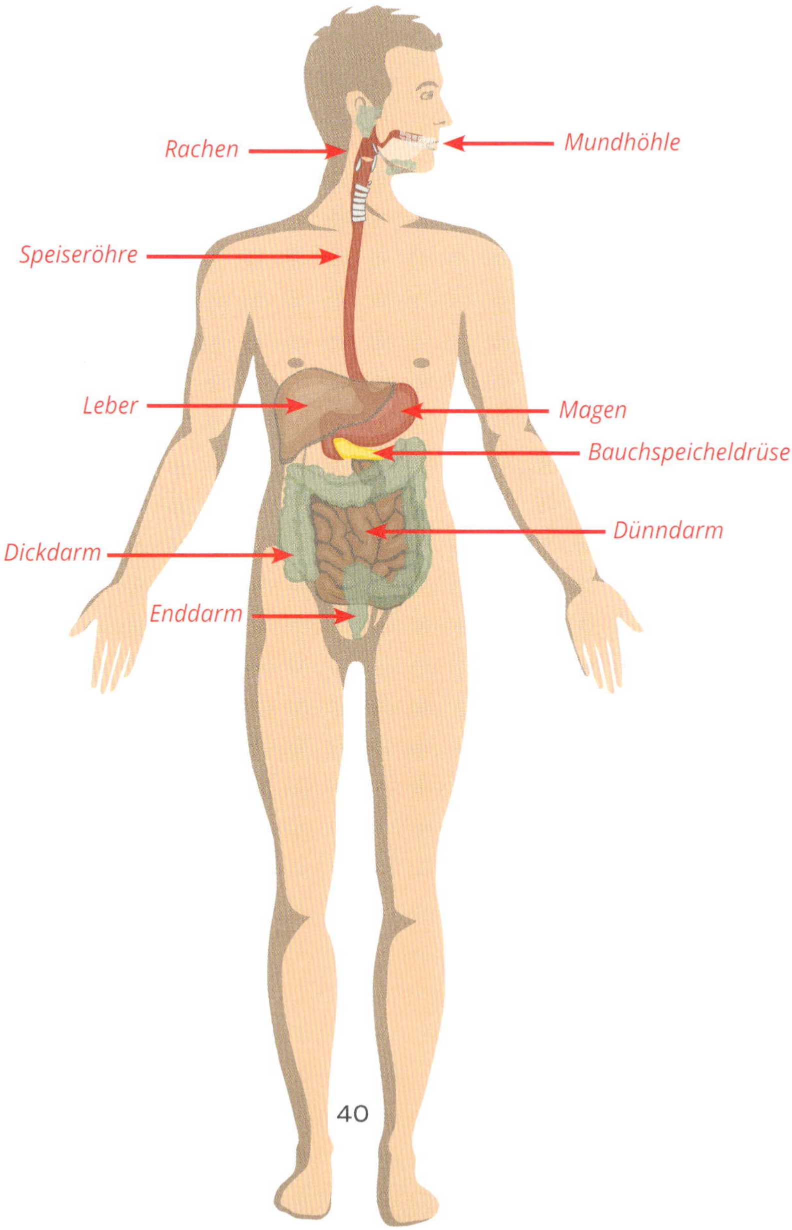

Der vergrößerte Darm

Kommt es infolge wie auch immer gearteter Essfehler zu einer Verzögerung der Magen-Darm-Passage, so entstehen unter Einwirkung von Feuchtigkeit, Wärme und Bakterien im Inneren des Darms, wie bereits beschrieben, Gärungs- und Fäulnisprozesse. Diese schädigen die empfindliche, sensible Darmschleimhaut so sehr, dass giftige Stoffe nun in unser Lymph- und Blutgefäßsystem gelangen und von dort aus über die Leber praktisch alle unsere Körperzellen erreichen und beeinflussen können. Mayr-Ärzte sprechen dann von der „Selbstvergiftung aus dem Darm" (siehe auch S. 28 bzw. S. 36).

Aber auch der Darm selbst nimmt Schaden: Sein Spannungszustand lässt nach, sodass er weiter, länger und größer wird und mehr Platz braucht. Dazu müssen die Begrenzungen des Bauchraums verändert werden: Das Zwerchfell, unser Hauptatemmuskel, wird nach oben gezogen – was natürlich nicht ohne nachteilige Folgen für Lunge und Atmung sowie die ideale Lage des Herzens und seine dadurch gegebene optimale ökonomische Funktion bleibt –, während das knöcherne Becken durch ein Kippen nach unten zur Vergrößerung beiträgt. Schließlich wölbt sich die muskulöse Bauchdecke nach vorne, um noch mehr Raum zu schaffen. Da die Straffheit der vorderen Bauchdecke zur Bauchatmung benötigt wird, tritt die Vorwölbung der vorderen Bauchdecke erst auf, wenn die anderen Möglichkeiten der Erweiterung ausgeschöpft sind.

Die Atmung

Das Zwerchfell ist eine Muskelplatte, die den Brustraum vom Bauchraum trennt und nach oben kuppelförmig gewölbt ist. Bei Anspannung flacht die Wölbung ab, wodurch sich der Brustraum vergrößert und die Einatmung erfolgt. Gleichzeitig verkleinert sich der Bauchraum. Diese Bauchatmung ist die physiologische – also natürliche – Atmung in Ruhe, die durch Anspannung und Entspannung des Zwerchfells ermöglicht wird. Bewegt sich das Zwerchfell bei der Einatmung nach unten, verkleinert sich der Bauchraum und als Ausgleich wölbt sich die Bauchdecke etwas nach vorne. Diese Bewegung des Zwerchfells ist mit einer Änderung der Druckverhältnisse sowohl im Brust- als auch im Bauchbereich verbunden. Diese Druckänderungen sind unerlässlich für eine gesunde Darmperistaltik.

Bauchformen

Der Gasbauch

Durch die bereits erwähnten Fehlverdauungsprozesse wird naturgemäß auch die Bauchform beeinflusst. Überwiegen die Gärungsvorgänge im Darm, z. B. durch übermäßigen Verzehr von kohlenhydratreichen Lebensmitteln wie Obst, so entstehen vermehrt Gase, die infolge ihrer Leichtigkeit die Tendenz haben, nach oben zu steigen. Es wölbt sich vor allem der obere Bereich der vorderen Bauchwand, also der Abschnitt zwischen Brustbein und Nabel nach vorne. Wir bezeichnen dies als Gasbauch. Mit zunehmender Gärung werden die gasgefüllten Darmschlingen immer aufgeblähter, was zu einer ballonförmigen Vorwölbung des Leibes führen kann. Beim Beklopfen klingt der Bauch hohl wie ein leeres Fass.

Der Kotbauch

Im Gegensatz dazu kommt es bei vermehrten Fäulnisprozessen im Darm, meistens durch ein Zuviel an tierischem Eiweiß (Fleisch, Fisch, Käse) oder Hülsenfrüchten, zur Vermehrung von schwererem Darminhalt, der die Darmschlingen nach unten drängt, wodurch sich die Bauchdecke zwischen Nabel und Schambein vorwölbt und ein sogenannter Kotbauch entsteht. Dieser kann sowohl als schlaffer Kotbauch oder bei zusätzlich entzündlichen Veränderungen als entzündlicher Kotbauch imponieren (Näheres dazu siehe S. 46 ff.).

Der Gas-Kot-Bauch

Es kann aber auch zu vermehrten Gärungs- und Fäulnisvorgängen und damit zu einer Vorwölbung der gesamten vorderen Bauchwand kommen. Das nennen wir einen Gas-Kot-Bauch. Er ist die Kombination aus Gas- und Kotbauch, wobei der Kotbauch zusätzlich sowohl entzündlich als auch schlaff sein kann.

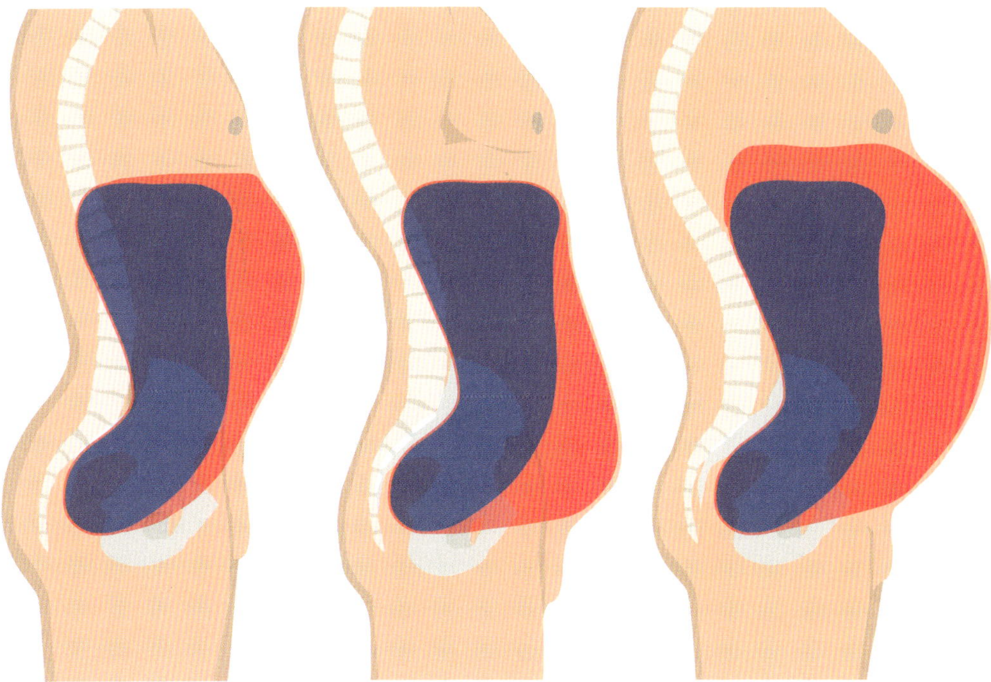

Der Gasbauch **Der Kotbauch** **Der Gas-Kot-Bauch**

Die ideale Körperhaltung und ihre Fehlformen

Da die aufrechte Körperhaltung den Gesetzen der Statik folgt, muss diese sich bei Umverteilung des Gewichts im Körper zwangsläufig ebenfalls verändern. Eine Schwangere mit zunehmendem Gewicht im Bauchraum wird ganz selbstverständlich ein Hohlkreuz ausbilden, um gegenzusteuern und nicht nach vorne zu kippen. Dagegen beugt sich ein Wanderer mit einem schweren Rucksack auf dem Rücken automatisch nach vorne, um nicht nach hinten zu fallen. Genauso muss der Körper seine Haltung verändern, wenn sich Größe, Gewicht und Gesamtzustand des Bauchraums ändern.

Ein idealer Bauch ist Voraussetzung für eine ideale Haltung. Sie verleiht dem Menschen bei geringstem Kraftaufwand die höchste Standfestigkeit und die größte Beweglichkeit nach allen Seiten hin. Das Gleichgewicht kann dabei äußerst zweckmäßig und sparsam aufrechterhalten werden, denn Arme und Augen haben dann maximale Bewegungsfreiheit, während zugleich alle Muskeln entspannt sind. Die Mittelfinger der Hände kommen bei herabhängenden Armen auf der Hosennaht zu liegen.

Anhaltende Veränderungen im Bauchraum führen jedoch zu dauerhaften Haltungs- und Spannungsveränderungen der Rückenmuskulatur, die bei längerem Bestehen früher oder später schmerzhafte Rückenprobleme hervorrufen. Veränderungen des Bewegungsapparates und der Wirbelsäule im Speziellen sind also als Kompensationsmaßnahmen auf Grund veränderter Verhältnisse im Bauchraum zu interpretieren. Einfach ausgedrückt bedeutet dies: **Die Bauchform bedingt die Haltungsveränderung.** Krankengymnastik und Massagen bewirken nur eine vorübergehende Linderung. Eine die Ursachen beseitigende Therapie ist in solchen Fällen eine Moderne Mayr-Therapie, die über eine Verbesserung der räumlichen Verhältnisse im Bauch zu dessen Verkleinerung führt und damit eine langfristige Haltungsverbesserung bis hin zum Idealzustand bewirkt. Schmerzhafte muskuläre Verspannungen verschwinden dabei ebenfalls wie selbstverständlich. Größere Beweglichkeit im Alltag und mehr Freude am Sport resultieren daraus. Mayr unterschied abweichend vom Idealzustand sechs verschiedene Haltungstypen. Sie kontrollieren selbst am besten Ihre Haltung, indem Sie sich locker, ohne Anspannung und unbekleidet seitlich vor einen Spiegel stellen.

Die ideale Haltung

Die Abbildung rechts zeigt eine ideale Haltung. Die Verbindung aller Schwerpunkte wird als Schwerelinie – in der Grafik blau gestrichelt – bezeichnet. Sie verläuft bei

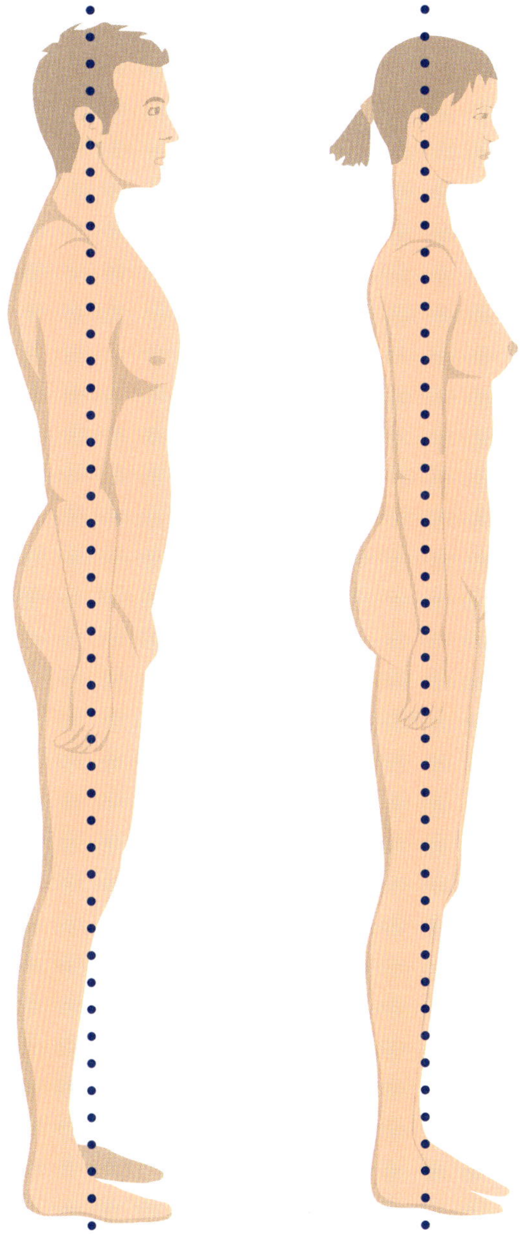

Die Idealhaltung

aufrechtem Stand vom Schwerpunkt des Kopfes abwärts, schneidet dabei die physiologische Krümmung der Halswirbelsäule, zieht senkrecht durch die Achse der Schultergelenke und verläuft knapp hinter der Achse der Hüftgelenke und vor der Achse der Knie- und Sprunggelenke durch die Mitte der Standfläche zwischen beiden Füßen.

Die schwereren Organe kommen in der Nähe der Schwerelinie zu liegen oder sind symmetrisch zu ihr angeordnet. Der Bauchraum ist bei Gesunden nicht größer als in der Abbildung auf Seite 47 farblich abgesetzt dargestellt. Kommt es durch kurzzeitige Schädigung im Verdauungstrakt, wie zum Beispiel bei einem akuten Infekt, zu vorübergehenden Änderungen der räumlichen Verhältnisse, so wird sich die Haltung (z. B. Bauchwehhaltung bei Bauchschmerzen) nur vorübergehend ändern. Chronische Schädigungen hingegen bewirken dauerhafte Raum- und damit Haltungsänderungen.

Im Folgenden werden einige anormale Bauchformen rot, der durch Haltungsänderung gewonnene Raum blau dargestellt.

Der entzündliche Kotbauch und seine Haltungsänderung – Entenhaltung

Überwiegen im Darm durch den Verzehr tierischer Produkte wie Fleisch, Fisch, Eier, Milch und Käse sowie pflanzlicher eiweißhaltiger Lebensmittel wie Hülsenfrüchte die Fäulnisvorgänge, so kann sich ein entzündlicher Kotbauch entwickeln. Dabei füllen sich die Darmschlingen mit abnormem, durch diese Prozesse entstandenem Inhalt. Der entzündliche Kotbauch imponiert in der Nabelgegend als „Spitzbauch", ist hart, druckschmerzhaft und verändert seine Form durch Lagewechsel nicht. Bei muskelkräftigen Menschen geht der entzündliche Kotbauch häufig mit einer Entenhaltung einher.

Um für den vergrößerten, schwereren und entzündlichen Darm mehr Platz im Bauchraum zu schaffen, wird das Becken deutlich nach rückwärts verlagert, die Brustwirbelsäule durchgestreckt und der Brustkorb zusätzlich noch höher gestellt. Dabei kommt es zu einer optischen Verkürzung des Halses. Die inneren weiblichen Geschlechtsorgane werden zum Schutz vor übermäßigem Druck, vor allem aber, um den Einfluss der Bauchentzündung auf dieselbigen zu reduzieren, durch eine deutliche Krümmung im Bereich der Lendenwirbelsäule nach rückwärts verlagert.

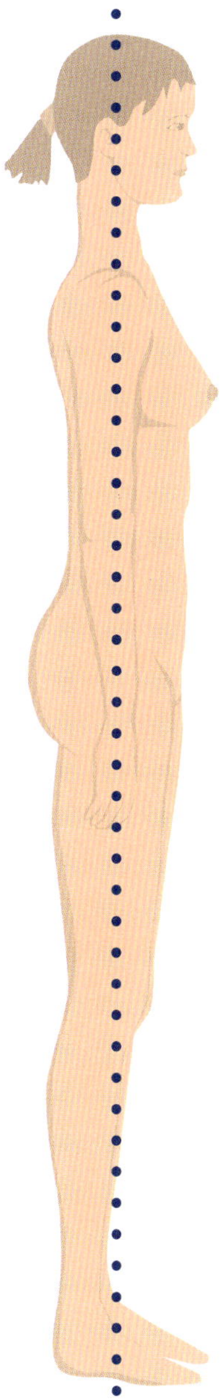

Die Idealhaltung

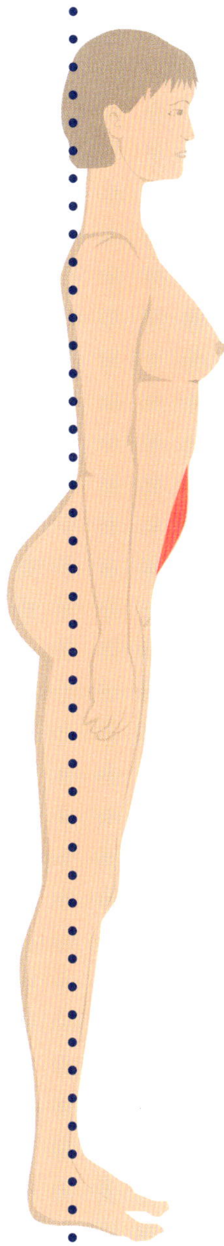

Die Entenhaltung

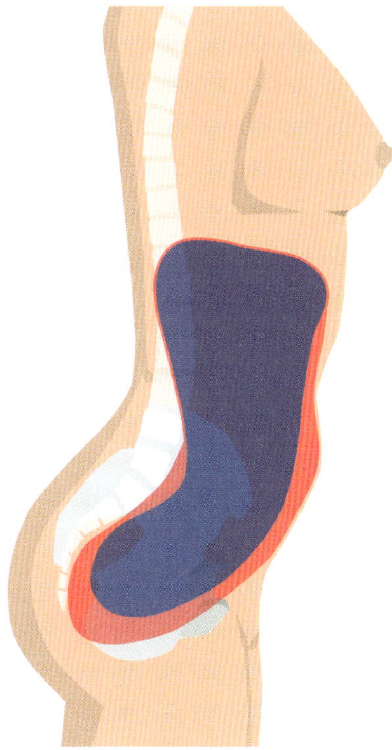

Der entzündliche Kotbauch

Die daraus resultierende besonders gesäßbetonte Gangart, die häufiger bei Frauen mit dieser Haltungsänderung zu beobachten ist, gab ihr den Namen „Entenhaltung", weil sie stark an den watschelnden Gang einer Ente erinnert. Rückenschmerzen, Verdauungsstörungen, Beschwerden im gynäkologischen Bereich und urologische Beschwerden, die häufig mit dieser Bauch- und Haltungsform einhergehen, bessern sich oder verschwinden gänzlich mit zunehmender Darmsanierung und damit verbundener Rückbildung der entzündlichen Veränderungen im Verdauungsapparat. Diese Bauch- und Haltungsform ist auch sehr häufig bei Lebensmittelunverträglichkeiten und bei Fehlbesiedelung des Darms mit krankhaften Bakterien, Pilzen oder Parasiten zu beobachten. Die entzündliche Komponente beeinflusst auch die Funktion der Sexualorgane und liegt häufig bei unerfülltem Kinderwunsch vor.

Der schlaffe Kotbauch und seine Haltungsänderungen

Infolge der Füllung mit flüssig-breiigem Inhalt sinken die Darmschlingen, den Gesetzen der Schwerkraft folgend, tief in den Unterbauch, der die Form eines wabbeligen Sackes annimmt. Die Bauchdecke ist, da keine Entzündung vorliegt, weich, nach vorne ausgebeult und nicht druckempfindlich. Im Liegen fließt der Bauch in beide Flanken. Im Stehen drückt der spannungsarme, schlaffe Darm auf die Unterleibsorgane. Die Senkung der Blase und Gebärmutter mit allen Stadien der Inkontinenz kann daraus folgen, beim Mann die Beeinträchtigung der Prostata. Durch Behinderung der venösen Abflüsse aus dem Becken und den Beinen bilden sich häufig Hämorrhoiden und Krampfadern.

Die lässige Haltung

Die Vergrößerung der Bauchhöhle erfolgt bei muskelschwachen Menschen zum überwiegenden Teil durch die Schwerkraft. Da nicht nur die Muskeln, sondern auch die Bänder schwach sind, genügt allein das Körpergewicht, um die anatomisch vorgegebenen Krümmungen der Wirbelsäule zu verstärken. Die (nach)lässig wirkende Haltung erinnert an ein Fragezeichen und kommt häufig bei Kindern und Jugendlichen als Ausdruck der Ermüdung und Erschöpfung vor. Es ist jedoch sinnlos, die Betroffenen immer wieder zu ermahnen, eine „richtige" Haltung einzunehmen, denn sie sind dazu gar nicht in der Lage. Abhilfe vermögen nur eine Darmreinigung, die Verbesserung der Essgewohnheiten und das Training der Rückenmuskulatur zu schaffen.

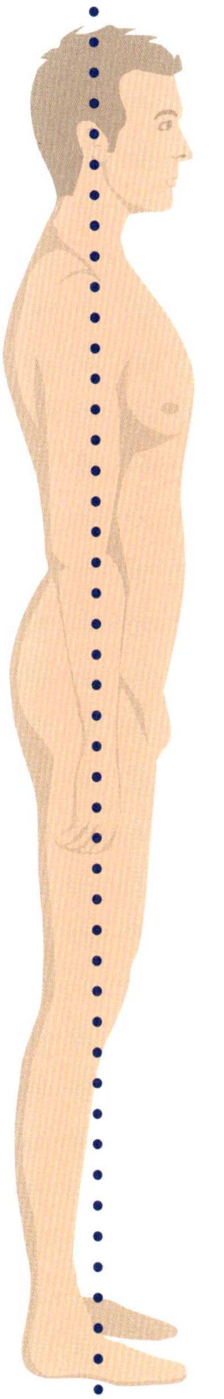

Die Idealhaltung

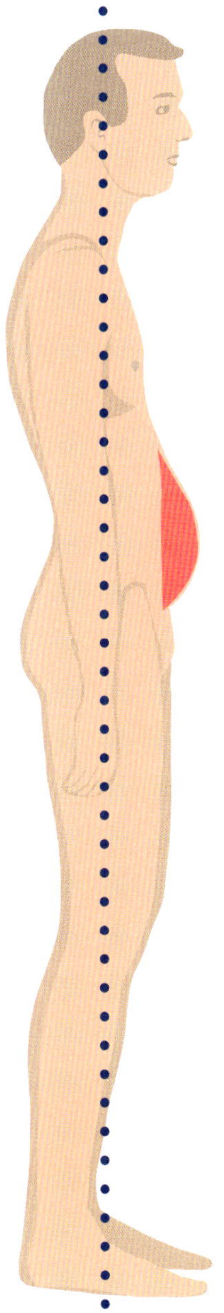

Die lässige Haltung

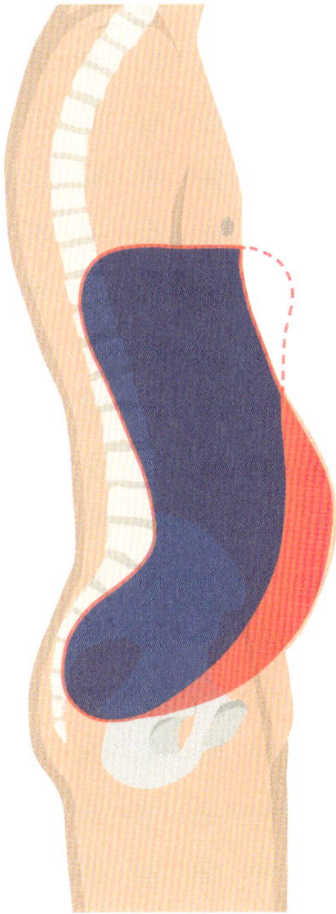

Der schlaffe Kotbauch

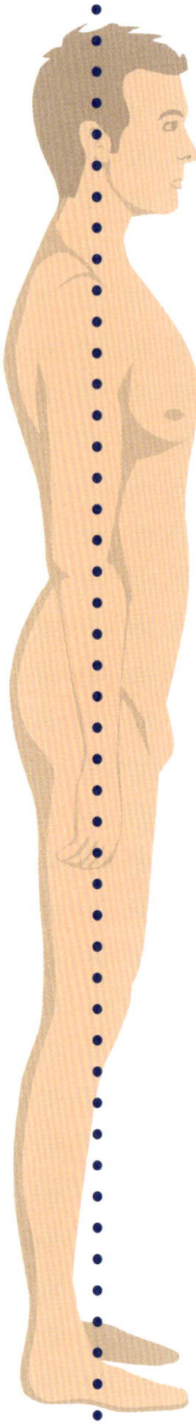

Die Idealhaltung

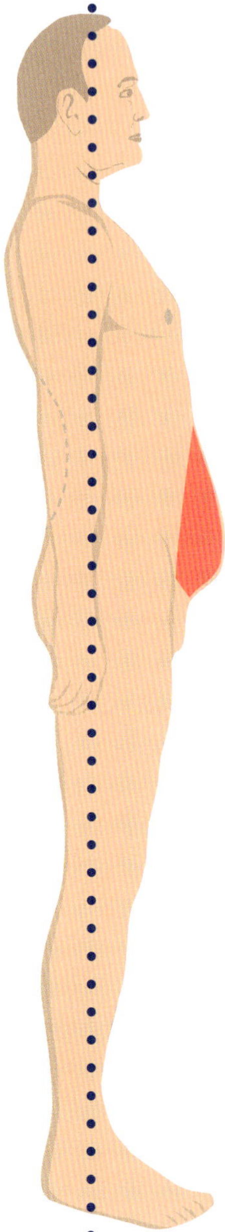

Die Sämannshaltung

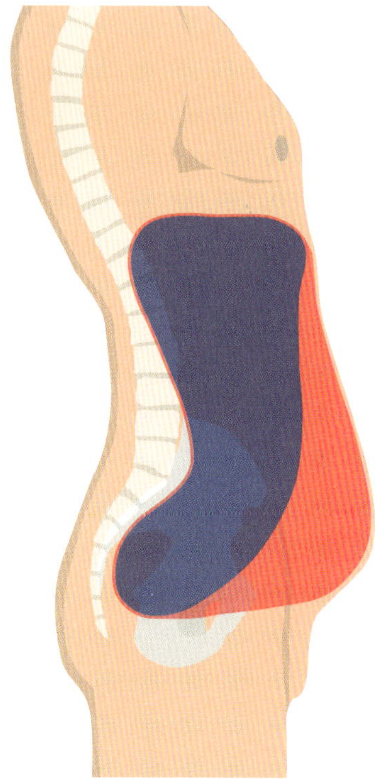

Der schlaffe Kotbauch

Die Sämannshaltung

Eine weitere Kompensationsmöglichkeit des schlaffen Kotbauches stellt die Sämannshaltung dar. Dabei sinken die schweren, kotgefüllten Darmschlingen abwärts und stülpen den unteren Teil der vorderen Bauchwand wie das um die Hüften gebundene Saattuch des Sämanns sackförmig aus, während der Oberbauch eher eingezogen erscheint. Der gesamte Oberkörper wird, um im Gleichgewicht zu bleiben, etwas nach hinten geneigt, der Brustkorb nach oben gezogen. Dadurch kommt es ebenfalls zu einer Verkürzung des Halses. Durch das Verlagern des Oberkörpers nach hinten hängen auch die Arme hinter der Schwerelinie herab. Verglichen mit der lässigen Haltung ist die Sämannshaltung eine muskelstärkere Kompensation.

Der Gasbauch und seine Haltungsänderung – die Habtachthaltung

Bei Ernährungsfehlern infolge vorwiegend kohlenhydratbetonter Kost (Getreide, Zucker, besonders aber Obst) kommt es im Darm in erster Linie zu Gärungsprozessen, wobei reichlich Gase entstehen. Die gasgefüllten Darmschlingen werden leichter, drängen in der Bauchhöhle nach oben und wölben dabei die oberen Anteile der Bauchwand nach vorne (siehe Abbildung auf S. 52). Im Unterschied zum Kotbauch ist hier der Abstand vom unteren Ende des Brustbeins bis zum Nabel wesentlich größer als jener vom Nabel zum Schambein. Mit zunehmender Gärung blähen sich die gasgefüllten Darmschlingen immer weiter auf, was von einer leichten über eine eiförmige bis hin zu einer ballonförmigen Vorwölbung des Leibes führen kann. Beim Beklopfen klingt der Bauch hohl wie ein leeres Fass.

Vor allem kräftige Menschen sind in der Lage, diese anstrengende Haltung einzunehmen. Sie erreichen durch ein rückwärtiges Kippen des Beckens, eine verstärkte Krümmung der Lendenwirbelsäule, eine leichte Streckung der Brustwirbelsäule und eine vermehrte Brustwölbung mehr Platz für ihren Gasbauch. Das Zwerchfell wird dabei hochgestellt. Diese Haltung findet sich häufig bei muskulösen Männern.

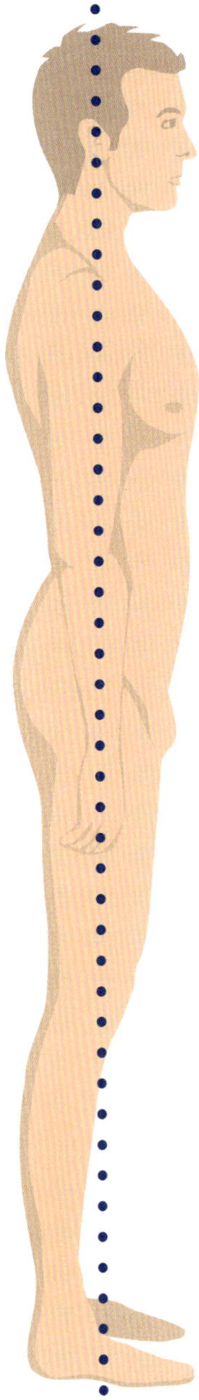

Die Idealhaltung

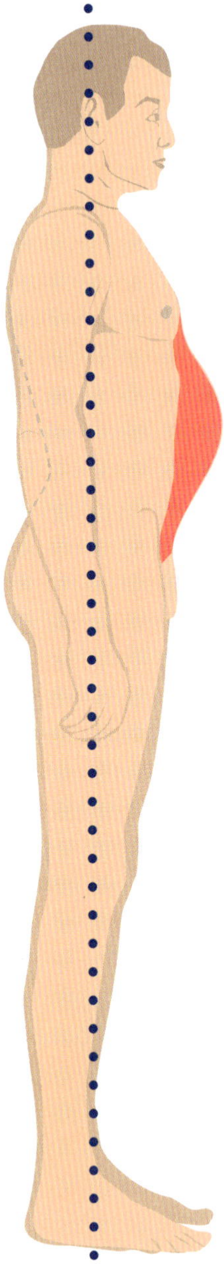

Die Habtachthaltung

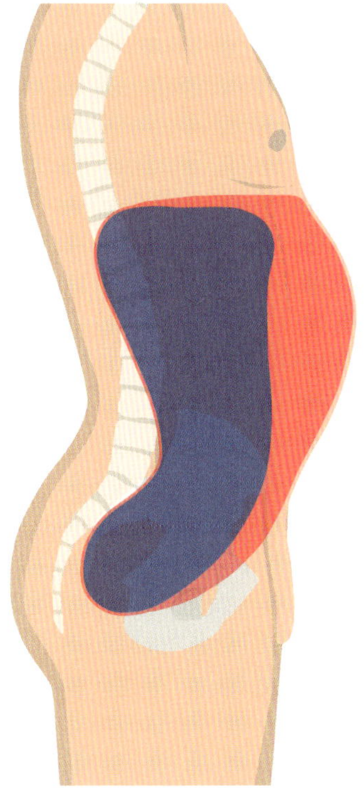

Der Gasbauch

Der Gas-Kot-Bauch und seine Haltungsänderung – die Großtrommelträgerhaltung

Aus der Kombination von Gärungs- und Fäulnisvorgängen, welche nebeneinander auftreten und bestehen können, kann sich der sogenannte Gas-Kot-Bauch entwickeln. Er stellt auch eine Weiterentwicklung aus entweder dem Kotbauch oder dem Gasbauch dar, sofern durch reichliche Mischkost von allem zu viel verzehrt wird. Dabei kommt es zu einer Vorwölbung der gesamten vorderen Bauchwand, wobei der Kotbauch mehr entzündlich oder mehr schlaff sein kann. Demnach unterscheiden wir den entzündlichen und den schlaffen Gas-Kot-Bauch, was jedoch nur marginalen Einfluss auf die Haltung hat.

Die wohl bekannteste Haltungsform nach Mayr ist der Großtrommelträger: ein Mensch, der – wie ein Musikant seine Trommel – seinen imponierenden Gas-Kot-Bauch vor sich herträgt (siehe Abbildung auf S. 54). Im Extremfall wird der Brustkorb dabei glockenförmig erweitert und das Zwerchfell maximal hochgestellt. Infolgedessen verschwindet der Hals zwischen den Schultern, sodass sich die Nackenhaut wulstförmig verdickt. Außerdem bildet sich ein kleiner Buckel als Ausdruck der muskulären Kompensation im Übergang zwischen Brust- und Halswirbelsäule. Die Großtrommelträgerhaltung kann sich aus der Habtachthaltung entwickeln, wobei Hochstellung und Rückneigung des Oberkörpers umso ausgeprägter sind, je stärker sich der kugelförmige Bauch vorwölbt. Mayr sagte dazu:

> „Stolz erhobenen Hauptes tragen solche Männer ihre schön gewölbte Heldenbrust und Frauen ihre Voll- und Hochbusigkeit zur Schau und werden nicht selten von ihren Mitmenschen darum beneidet, nicht ahnend natürlich, dass nicht Mut, Entschlossenheit und Kraft die Heldenbrust hier schwellend machen, sondern eine Überfülle stinkender Gase oder entzündlicher Veränderungen im Abdomen (Bauchraum)."

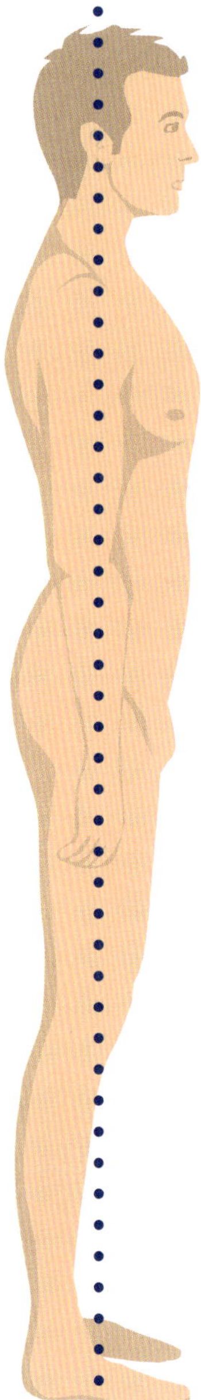

Die Idealhaltung

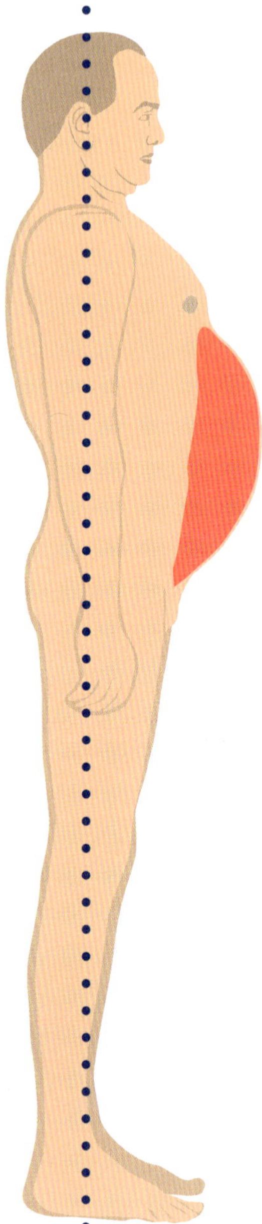

Die Großtrommelträgerhaltung

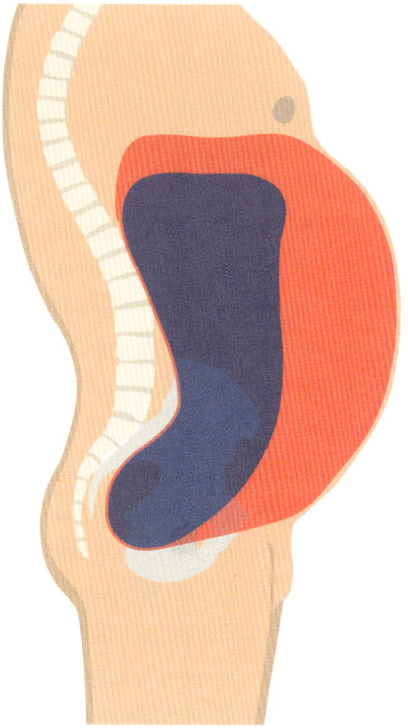

Der Gas-Kot-Bauch

Der Ansatz der Modernen Mayr-Medizin

Mayrs großes Verdienst ist es, durch seine Forschungsarbeiten dem Fasten als medizinische Therapie einen neuen Stellenwert gegeben zu haben. Durch die Entwicklung seiner speziellen Diagnostik des Verdauungsapparates und letztlich des gesamten Organismus konnte er die Forderung, dass vor jeder Therapie die Diagnose stehen soll, mehr als erfüllen. Die Therapie wird dann individuell und entsprechend den zuvor erhobenen Parametern durchgeführt. In der Modernen Mayr-Medizin greifen wir die Grundlagen der Diagnostik nach Mayr auf und ergänzen diese um sinnvolle komplementärmedizinische Verfahren bis hin zum VIVAMAYR-Prinzip. Dabei ist es wichtig, die Grundlagen, wie sie von Dr. Mayr aufgestellt wurden, auch weiterhin zu berücksichtigen. Daher wurden Verfahren gewählt, die ebenfalls den funktionellen Aspekt und die Gesunderhaltung betonen. Die Moderne Mayr-Medizin ist also eine moderne, zeitgemäße Kombination naturheilkundlicher Verfahren, ergänzt um neueste Erkenntnisse der modernen Medizin. Denn wie bereits Dr. George Goodheart, Begründer der Funktionellen Myodiagnostik/Applied Kinesiology, betonte, wollen wir „die Letzten sein, die Bewährtes vergessen, aber die Ersten, die neue Erkenntnisse integrieren".

Die Rolle der Funktionellen Myodiagnostik

Zur Ergänzung der Diagnostik nach Mayr empfiehlt sich der Muskeltest der Funktionellen Myodiagnostik. Hierbei handelt es sich ebenfalls um eine primär manuelle Untersuchung des Arztes. Dabei wird die Reaktion verschiedener Muskeln auf einfache Reize, welche der untersuchende Arzt setzt, überprüft. Entsprechend seinem natürlichen Reaktionsmuster ändert der Muskel augenblicklich seine Reaktionslage, wenn Belastungen auftreten oder therapeutisch wichtige Reize gesetzt werden. Es ist dabei einerlei, wie der Organismus provoziert wird. Es können strukturelle, chemische oder auch emotional-geistige Reize sein.

Als Ergänzung zur Diagnostik nach Mayr interessiert uns besonders die Reaktion auf verschiedene in der Therapie verwendete Lebensmittel. Auch die Frage nach einer Fehlbesiedelung des Darms mit störenden Keimen ist oft wichtig. Erkennen wir

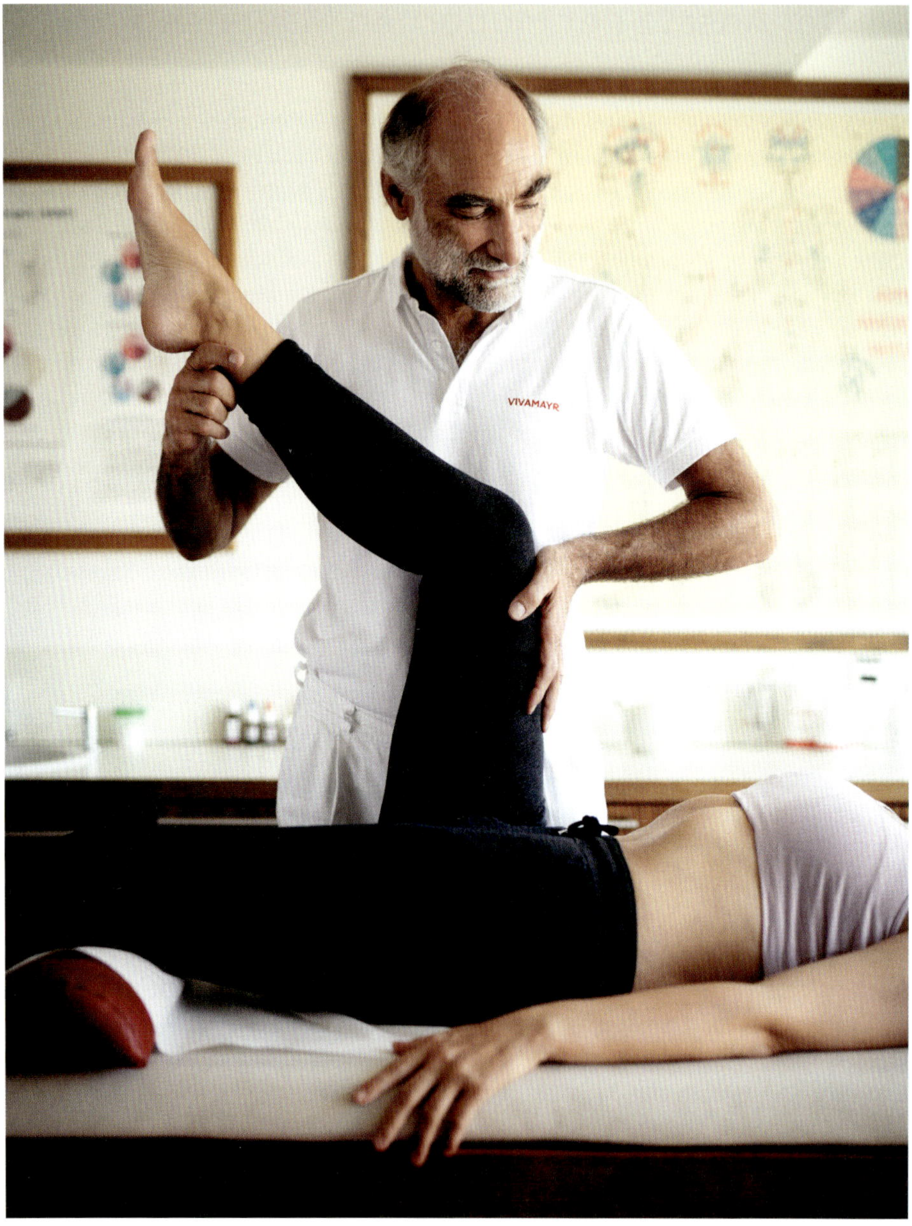

Muskeltest

im Bauchbefund nach Mayr die Wahrscheinlichkeit einer Lebensmittelintoleranz, so kann diese zunächst nicht weiter spezifiziert werden. Erst durch den Muskeltest der Funktionellen Myodiagnostik wird klar, um welche Lebensmittelintoleranz es sich im Detail handelt. Ein unverträgliches Lebensmittel wird augenblicklich das Muskeltestergebnis verändern. Oft ist dies als Schwäche so deutlich spürbar, dass der Patient darüber mehr als verblüfft ist. Indem er aber diese Reaktion selbst spürt, ist er auch vom Testergebnis überzeugt und entsprechend motivierbar, die erforderlichen therapeutischen Konsequenzen zu tragen. Umgekehrt lässt sich oft die Notwendigkeit einer Ergänzung von Mineralstoffen, Spurenelementen und Vitaminen mit der Funktionellen Myodiagnostik optimal testen. Diese differenzierte Vorgehensweise ist gerade bei Lebensmittelintoleranzen notwendig, weil sich dadurch viele „unangenehme Begleitreaktionen" abfangen lassen.

Diagnostik nach Mayr und Funktionelle Myodiagnostik ergänzen sich also optimal. Sie ermöglichen in der Therapie eine möglichst individuelle Betreuung des Patienten.

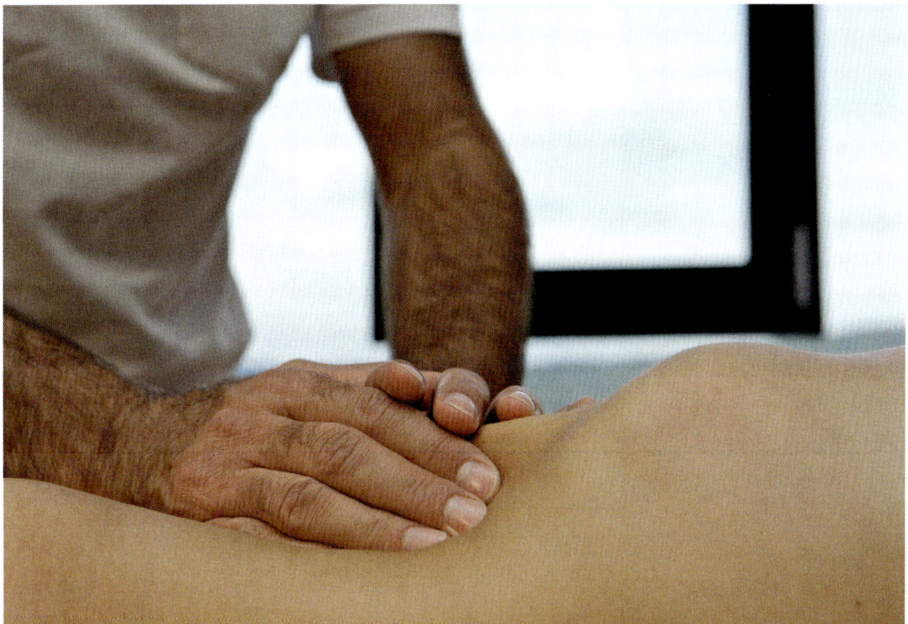

Orthomolekulare Medizin als ideale Ergänzung

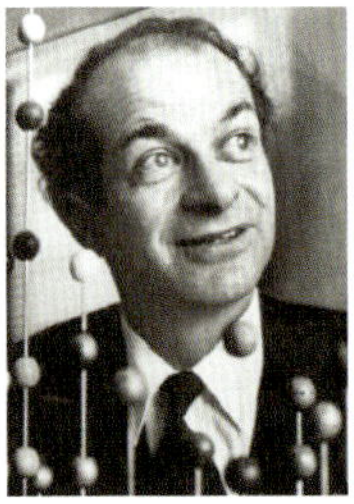

Pauling

Der zweifache Nobelpreisträger Linus Pauling gilt als Begründer der Orthomolekularen Medizin. Er definierte sie als Methode „primär zur Erhaltung guter Gesundheit und dann zur Behandlung von Erkrankungen durch Substanzen, die wir im Körper haben und deren Konzentration wir therapeutisch verändern". Wir behandeln in der Orthomolekularen Medizin also mit Mineralstoffen, Spurenelementen, Vitaminen, Enzymen, Fettsäuren, Aminosäuren und dergleichen mehr. Ihre Bedeutung wurde und wird in den letzten Jahren immer besser erforscht und auch therapeutisch genutzt. In der Modernen Mayr-Medizin haben sie eine besondere Bedeutung. Entgiftungsmaßnahmen jeglicher Art benötigen nämlich ein Vielfaches dieser Stoffe, verglichen mit dem normalen Stoffwechsel. Die Ausscheidung von Toxinen ist untrennbar mit der Mobilisation von Schlacken verbunden, welche im Wesentlichen Säuren darstellen. Mobilisation und Ausscheidung derselben sind ohne Basen- und Mineralstoffzufuhr nicht denkbar und eigentlich als ärztlicher Kunstfehler zu bezeichnen. Mayr selbst hatte das Glück, dies unbewusst bereits durchzuführen: Das von ihm verwendete Karlsbader Wasser ist nämlich reich an Natriumbicarbonat, der wichtigsten Verbindung zum Basenausgleich. Heute verwenden wir in der Therapie ein spezielles Basenpulver (siehe auch S. 65).

Natürlich ist eine seriöse Orthomolekulare Medizin ohne spezielle Labordiagnostik undenkbar. Sinn- und maßvolles Erheben von Mineral- und Vitaminwerten oder auch des Fettsäurestatus sind für die Diagnostik manchmal unerlässlich. Andererseits kann man durch die Kombination mit der Funktionellen Myodiagnostik einen raschen Überblick erhalten und die weiteren labordiagnostischen Maßnahmen optimieren.

Aus dem Dargestellten ergibt sich, dass sich die traditionelle Diagnostik und Therapie nach Mayr mit der Funktionellen Myodiagnostik und der Orthomolekularen Medizin optimal zum VIVAMAYR-Prinzip ergänzt. Bei Notwendigkeit erfolgt selbstverständlich die Zuhilfenahme weiterer moderner Diagnose- und Therapieverfahren.

VERDAUUNG UND SÄURE-BASEN-REGULATION

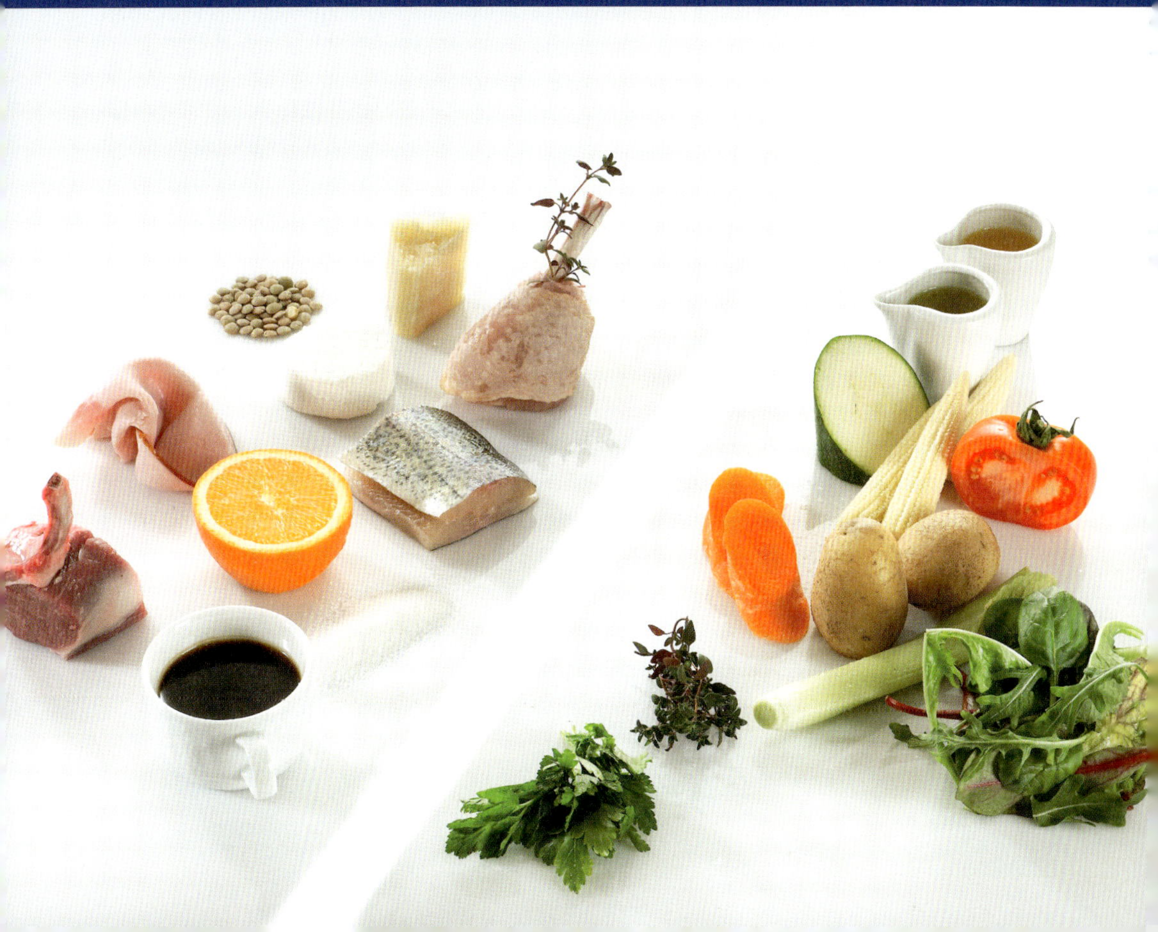

5

Verdauung und Säure-Basen-Regulation

Die Säure-Basen-Regulation spielt bei allen Stoffwechselvorgängen eine bedeutende Rolle. So ist auch eine gesunde Verdauung nicht ohne Beteiligung des Säure-Basen-Haushaltes möglich. Mehr noch: Die zentrale Regelstelle desselben sitzt im Verdauungsapparat, konkret im Magen.

Die Bezeichnungen „Säure" und „Base" kommen von den chemischen Eigenschaften der Stoffe, stellen im Wesentlichen aber entgegengesetzte Polaritäten dar. Demzufolge können sie nicht ohne die jeweils andere Substanz betrachtet werden. Sie sind Ausdruck eines chemischen Spannungsfeldes, in dem sich der gesamte Stoffwechsel abspielt, und es ist wichtig zu erkennen, dass dieses Gleichgewicht ein Prinzip in der Natur darstellt.

Säuren beeinflussen (schädigen) überall das natürliche Gleichgewicht, der saure Regen sei nur beispielhaft genannt. Die Natur wird also Säurebelastungen durch Mobilisation der Gegenspieler (= Basen) auszugleichen versuchen. Hierbei handelt es sich meist um Mineralstoffe wie Calcium, Magnesium oder Zink. Im Wald wird also beispielsweise der saure Regen durch Mobilisation dieser Mineralstoffe neutralisiert. Damit kommt es aber in weiterer Folge zu einer langsamen Verarmung der Böden an solchen Mineralstoffen, welche dadurch immer öfter von Menschenhand zugesetzt werden müssen. Die Natur schafft den Ausgleich nicht mehr aus sich selbst heraus. Diese Verarmung an Mineralstoffen durch Umweltbelastungen verschiedenster Art setzt sich bis zur minderen Qualität der Lebensmittel (= Mineralstoffgehalt) fort. Andererseits können diese Belastungen heute durch Mineralstoffgaben wieder ausgeglichen werden, wofür in Österreich bereits vor Jahren der Umweltschutzpreis vergeben wurde. Mittlerweile lässt sich auch im eigenen Garten das Wachstum des Rasens dadurch günstig beeinflussen.

Kehren wir also zurück zum Verdauungsapparat: Im Organismus wird das Verhältnis von Säuren zu Basen genau überwacht und in engen Grenzen reguliert. Dabei haben die einzelnen Organe (Organsysteme) unterschiedliche Toleranzen. Für die einzelnen Zellen jedoch ist eine übermäßige Säurebelastung tödlich.

Natürliches Verhältnis von Säuren zu Basen

Das Verhältnis von Säuren zu Basen wird mit dem sogenannten pH-Wert ausgedrückt. Um einen ausreichenden Schutz und genügend Reserven zu haben, besteht in unserem Stoffwechsel ein Verhältnis von 20 : 1 zugunsten der Basen. Damit soll sichergestellt werden, dass jederzeit ausreichend Basen als Reserve vorhanden sind. Im Stoffwechsel selbst – Blut, Zelle – haben wir ein „leicht basisches Milieu". Bereits geringe Abweichungen von einem optimalen pH-Wert von ca. 7,4 führen zur Gegenregulation, ein Blut-pH-Wert von 7,1 ist mit dem Leben nicht mehr vereinbar, ebenso ein Entgleisen in die entgegengesetzte Richtung mit einem pH-Wert von über 7,8.

Eine Säurebelastung beeinträchtigt uns in vielen Bereichen und führt unter anderem zu:

- Entzündungsneigung
- Magen-Darm-Erkrankungen
- rheumatischen Erkrankungen
- Schmerz (jeder Schmerz ist eine saure Stoffwechselsituation)
- Nachlassen der allgemeinen Leistungsfähigkeit
- Allergien und Unverträglichkeiten
- Krämpfen
- Stress
- Osteoporose, Parodontose
- Neigung zu Herzinfarkt und Hirnschlag
- Beschleunigung von Alterungsprozessen

Diese Aufzählung ist exemplarisch und bei weitem nicht vollständig.

Zusammenfassend lässt sich sagen, dass praktisch alle unsere Zivilisationskrankheiten durch einen sauren Stoffwechsel gefördert werden. Es ist daher in unserem eigenen Interesse, den Säure-Basen-Haushalt möglichst ausgeglichen zu halten. Hierbei spielt der Verdauungsapparat die entscheidende Rolle.

Einfluss der Lebensmittel auf den Säure-Basen-Haushalt

Es ist nun leicht verständlich, dass Lebensmittel, sofern sie Säuren oder Basen in den Organismus einbringen, entweder eine Verstärkung der sauren Seite oder eine Verstärkung der basischen Seite im Körper bewirken. Daher ist es grundsätzlich wichtig zu wissen, ob Lebensmittel Säurespender oder Basenspender sind. Wenn wir im Folgenden einzelne Lebensmittelgruppen auf ihre Stellung im Säure-Basen-Haushalt hin untersuchen, werden wir feststellen, dass die Ernährungsgewohnheiten in der heutigen Zeit zu stark in Richtung Säuren ausgerichtet sind.

Säurespendende Lebensmittel

Jede Form von **Eiweiß**, allen voran tierisches Eiweiß wie **Fleisch, Fisch** und **Käse**, ist ein starker Säurespender. **Hülsenfrüchte** und **Getreide** sind zwar pflanzlicher Herkunft, jedoch ebenfalls säurespendende Lebensmittel. **Alkohol, Kaffee** und **Nikotin** zählen ebenfalls zu den Säurelieferanten genauso wie **saure Südfrüchte** (Zitrone, Ananas, Orange etc.), **tierische Fette** und **warm gepresste Pflanzenöle**.

Säurewirkung durch Basenentzug

Hier sind vor allem die **raffinierten Kohlenhydrate** wie Fabrikszucker, Weißmehlprodukte sowie alle daraus hergestellten Speisen zu nennen. Diese entziehen dem Organismus basische Mineralstoffe, welche zum Verstoffwechseln dieser Lebensmittel benötigt werden (z. B. kann Glucose nur im Beisein von Vitamin B, Calcium und Magnesium etc. umgewandelt werden).

Basenspendende Lebensmittel

Praktisch **alle Gemüsesorten**, vor allem die **Kartoffel** und **Milch** (jedoch nicht Milchprodukte wie Topfen/Quark oder Käse – stark säuernd!), **reifes heimisches Obst** (nicht jedoch sauer schmeckende Südfrüchte!), **heimische Gewürz- und Wildkräuter, kalt gepresste Pflanzenöle**.

Gerade Gemüse und Obst in Form von Rohkost sind zwar wichtige Lebensmittel, aber gleichzeitig auch gärungsfreudig. Daher sollten diese nie abends gegessen werden, um nicht über einen Gärungsprozess zu einem sauren Stoffwechsel zu führen. Diese „Umkehrwirkung von basischen Lebensmitteln" ist vor allem für jene

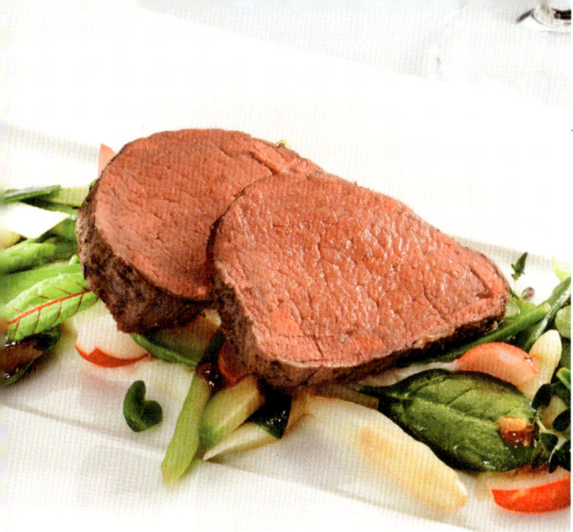

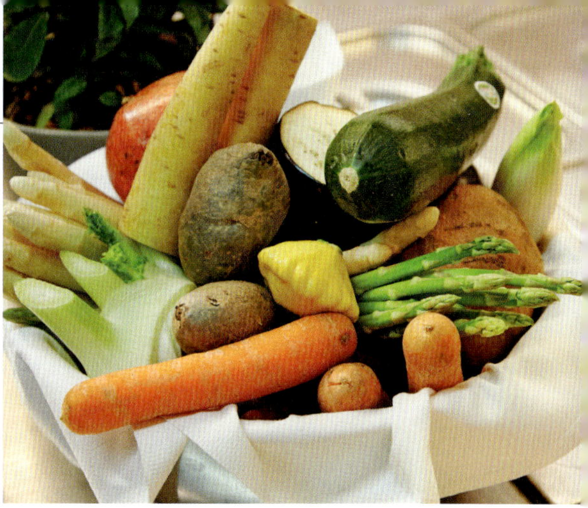

Menschen wichtig, die meinen, sich mit großen Mengen von Rohkost „besonders gesund" zu ernähren.

Neutrale Lebensmittel

Wasser, Butter und Hirse sind annähernd im Säure-Basen-Gleichgewicht.

SAUER	BASISCH
Fleisch, Fisch	Gemüse
Hülsenfrüchte	Kartoffel
Getreidespeisen	Milch, Schlagobers/Schlagsahne
Milchprodukte, z. B. Käse, Topfen	reifes heimisches Obst
Zitrusfrüchte	kalt gepresste Pflanzenöle
raffinierte Öle und Fette	Gewürze und Kräuter
Industriekost und -getränke	
Genussmittel	

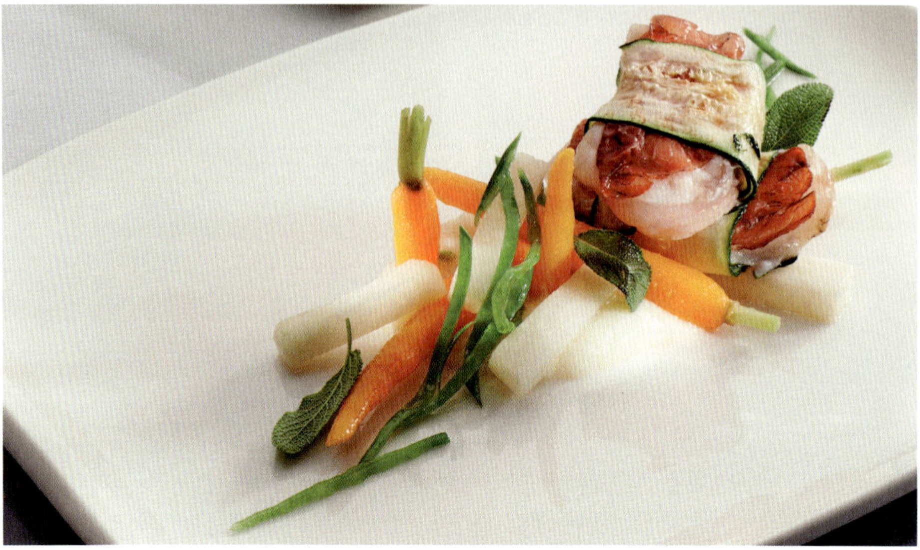

Auf das Verhältnis kommt es an

Es ist zudem erstrebenswert, in der Lebensmittelzusammenstellung einen Ausgleich von sauren und basischen Lebensmitteln zu haben. Hier ist ein Verhältnis von 2 : 1 zugunsten der basischen Lebensmittel wünschenswert. Damit kommt man automatisch zu einem insgesamt günstigeren Verhältnis der einzelnen Nährstoffe. Wer weniger saure Lebensmittel zu sich nehmen möchte, reduziert die Aufnahme von Fleisch, Fisch und Käse zugunsten von Gemüse, Kartoffeln, reifem heimischen Obst und kalt gepressten Pflanzenölen.

Sinnvolle Lebensmittelkombinationen für den Säure-Basen-Ausgleich:

Fleisch Fisch Käse Eier Hülsenfrüchte	+	Gemüse/-brühe/-suppe/-soße Kartoffeln kalt gepresste Pflanzenöle reifes heimisches Obst
1/3 SAUER		**2/3 BASISCH**

Allerdings wäre es völlig falsch, die sauren Lebensmittel vollkommen abzulehnen und sich nur mehr basische zuzuführen. Abgesehen davon, dass dies im Alltag sowieso schwierig bis unmöglich ist, hat uns die Natur auch entsprechende Kompensationsmöglichkeiten mitgegeben. Eine „Schlacht am Buffet" oder ein „Galadiner" wird also nicht unmittelbar zum „Tod durch Übersäuerung" führen. Wichtig hierbei ist aber, dem Körper dann auch die Möglichkeit zum Ausgleich zu geben, zum Beispiel durch zwei basenbetonte Mahlzeiten nach einer säurebetonten entweder noch am selben oder zumindest am darauffolgenden Tag. So kann der Entwicklung einer Übersäuerung langfristig entgegengewirkt werden.

Bewegung und Mineralstoffe als Ausgleich

Besonders zu betonen ist bereits an dieser Stelle, dass auch Bewegung wichtig ist. Durch den Atem wird Kohlendioxid, das Endprodukt des Zellstoffwechsels, abgeatmet. Auch dieses ist eine Säure (Kohlensäure) und durch das Atmen erzielt man die rascheste Regulation des Säure-Basen-Haushaltes (siehe auch S. 89).

Zudem sind Mineralstoffe, allen voran Basenpulver, bei einer Übersäuerung hilfreich. Mit Basenpulver kann Letztere sowohl vermieden als auch behandelt werden. Allerdings müssen auch die Möglichkeiten der Ernährung und Bewegung zuerst berücksichtigt werden.

Rezept Basenpulver 5 nach Dr. Stossier:

Natrium monohydrogenphosphoricum	10,0 g
Kalium citricum	20,0 g
Calcium carbonicum	70,0 g
Natrium hydrogencarbonicum	80,0 g
Magnesium citricum	20,0 g

Das Basenpulver hilft, die zum Teil enormen Säurebelastungen zu reduzieren. Auch die unangenehmen und manchmal schmerzhaften Reaktionen der Entgiftung werden dadurch gelindert (Säure = Schmerz). Die Einnahme erfolgt zwischen den Mahlzeiten, indem ein Teelöffel Basenpulver in einem Glas Wasser aufgelöst getrunken wird. Basenpulver darf nicht zum Essen getrunken werden, weil es die Verdauungssäfte neutralisiert und verdünnt. Meist ist es notwendig, Basenpulver mehrmals am Tag (3–4 x 1 TL) zu trinken. Bei etwaigen unangenehmen Reaktionen während der Therapie ist es immer hilfreich.

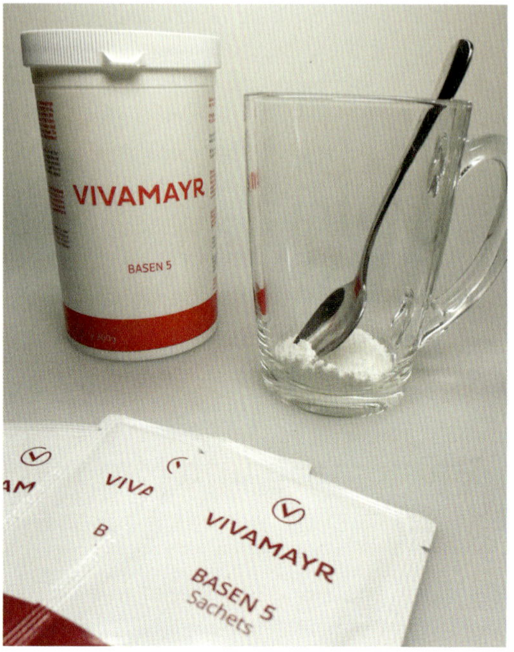

GRUNDSÄTZE UND VERLAUF DER MODERNEN MAYR-THERAPIE

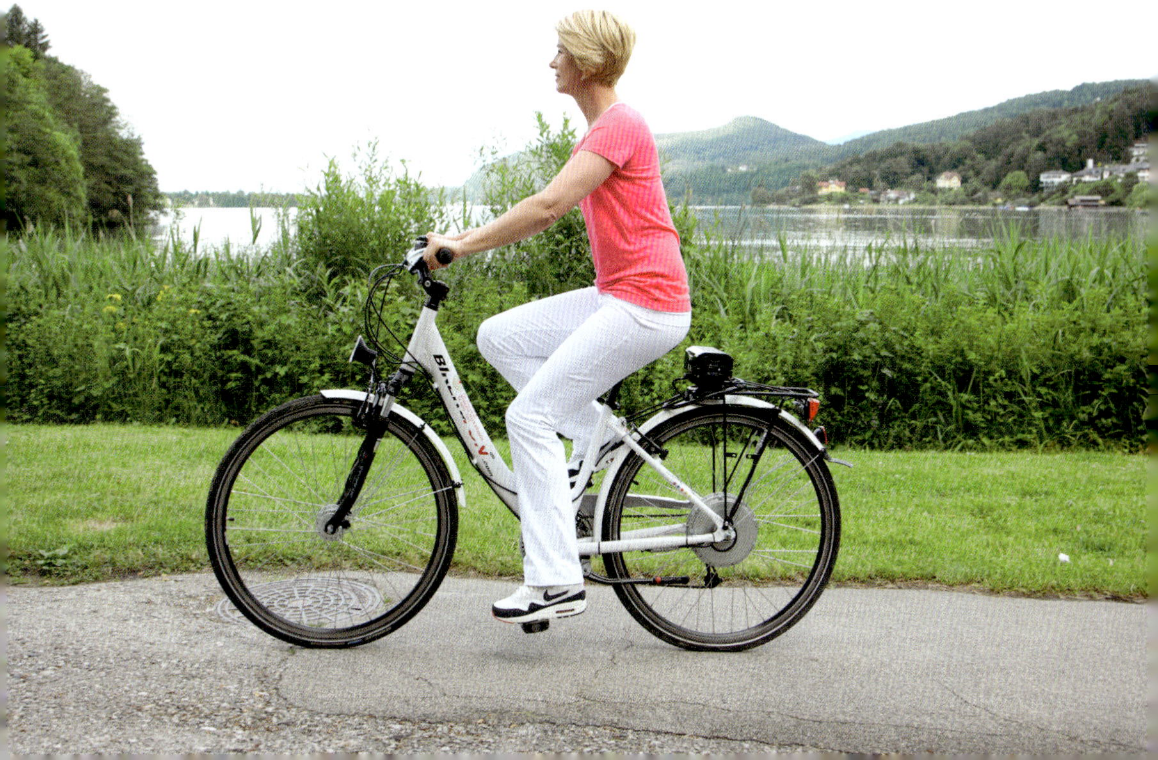

6

Grundsätze und Verlauf der Modernen Mayr-Therapie

Die Moderne Mayr-Therapie ergibt sich unmittelbar aus der zuvor durchgeführten ärztlichen Diagnostik. Von der Diagnose zur Therapie: Daran erkennt man, dass es sich tatsächlich um eine ärztliche Therapie handelt. Sie beinhaltet also nicht nur die „gesunde Ernährung", sondern ist eine notwendige medizinische Maßnahme, empfohlen und verordnet nach ärztlichen Gesichtspunkten. Gemäß Gesundheitszustand des Patienten, medizinischer Notwendigkeit und Möglichkeiten sowie unter Berücksichtigung der Bereitschaft des Patienten entscheidet der Arzt gemeinsam mit dem zu Behandelnden über Umfang und Intensität der Therapie. Dabei ist wichtig, dass der Patient diese auch tatsächlich durchführen will. Die freiwillige Zustimmung zur gewählten Therapieform ist sogar der entscheidende Punkt für den Erfolg der Modernen Mayr-Therapie.

Wer hungert, der fastet nicht und wer fastet, der hungert nicht.

Freiwilliger Verzicht beflügelt

Den Unterschied macht die Freiwilligkeit. Wir können niemanden zur Therapie zwingen oder diese einfach „verordnen". Die Empfehlung und Aufklärung ist wichtig, die Entscheidung zur Durchführung jedoch trifft jeder selbst. Die Moderne Mayr-Therapie führt nämlich konsequenterweise zu einer Änderung des eigenen Verhaltens. Diese kann aber nur dann erfolgreich sein, wenn sie auch von eigener Einsicht und der Bereitschaft zur Veränderung begleitet wird. Deshalb scheitern auch so viele ärztlich verordnete Kuren: Wer einfach weniger zu essen bekommt, ohne dafür bereit zu sein, wird nicht nur „Hunger leiden", sondern seinen Stoffwechsel durch diesen Stress zusätzlich belasten. Er wird – weil er ja eigentlich essen möchte – immer kränker anstatt gesünder. Und auch die Stimmung wird sprichwörtlich in den Keller sinken.

Nur wer freiwillig den Verzicht für sich beschließt, wird vom Glücksgefühl getragen und die Umstellung erfolgreich erleben. Das ist auch wichtig, um das Erlernte und Erlebte in den Alltag zu integrieren.

Individualität ist entscheidend

Eine Moderne Mayr-Therapie ist eine individuelle Behandlung. Durch die Optimierung des Verdauungsapparates wird die Entstehung von Beschwerden und Krankheiten ursächlich beeinflusst. Somit ist die Moderne Mayr-Therapie der erste entscheidende Schritt, die Ernährung wie auch die Lebensweise neu zu gestalten. In diesem Sinne ist sie auch eine wichtige Vorsorgemaßnahme.

So unterschiedlich die Beschwerden und Symptome auch sein mögen – die Moderne Mayr-Therapie erfolgt jeweils nach den gleichen Grundsätzen. Diese Prinzipien werden aber im Zuge der Diagnostik und vor allem mittels Anwendung der Funktionellen Myodiagnostik sehr individuell ausgerichtet. Das Therapiekonzept berücksichtigt selbstverständlich die neuesten medizinischen Erkenntnisse, ohne dabei die naturgemäßen Heilprinzipien zu missachten.

Ärztliche Begleitung

Eine Moderne Mayr-Therapie gehört in die Hand eines erfahrenen und speziell geschulten Mayr-Arztes. Es geht schließlich nicht nur darum, rasch ein paar Kilo abzunehmen. Meist sind gravierende Störungen des Gesundheitszustandes im Hintergrund vorhanden, oft sogar manifeste Erkrankungen. Gerade in so einem Fall werden sich im Zuge der Therapie „Begleitreaktionen" nicht vermeiden lassen, die der Mayr-Arzt entsprechend abfangen bzw. behandeln kann. Nicht umsonst wird die Moderne Mayr-Therapie als „Operation ohne Messer" bezeichnet. Somit wird klar, dass hier ein Spezialist benötigt wird, denn Hand aufs Herz: Wer würde sich schon selbst gerne operieren? Und auch nur die ärztliche Begleitung gewährleistet eine individuelle, auf die Bedürfnisse des Patienten abgestimmte Vorgehensweise.

Die vier „S" der Behandlung

Die von Mayr selbst formulierten Therapieprinzipien – Schonung, Säuberung und Schulung – mussten im Laufe der Zeit um ein viertes Prinzip, die Substitution, erweitert werden. Daher sprechen wir heute von den vier großen „S" in der Therapie nach Mayr. Diese therapeutischen Prinzipien von Schonung, Säuberung, Schulung und Substitution gilt es nun gleichzeitig, ausreichend lang und bei jedem Patienten nach individuellen Gesichtspunkten durchzuführen. Die individuelle Herangehensweise entspricht den Anforderungen einer medizinischen Therapie. Daher ist auch klar, dass alle Formen einer Modernen Mayr-Therapie als medizinische Therapie zu betrachten sind. Wichtig dabei ist: Sie beschreiben keine Ernährungsweise für den Alltag! **Keine Form der Modernen Mayr-Therapie – auch nicht die mildeste – entspricht den Anforderungen einer gesunden Ernährung für den Alltag.** Allerdings ergeben sich aus der Modernen Mayr-Therapie Konsequenzen für den Alltag. Doch dazu etwas später.

Schonung als Basis der Therapie

Die Schonung stellt das wichtigste und zugleich umfassendste Therapieprinzip der Modernen Mayr-Therapie dar. Es ist zwar jedem bewusst, dass dies bedeutet, weniger zu essen, aber die Schonung betrifft nicht nur den Verdauungsapparat. Schonung bedeutet, den gesamten Organismus zu schonen. Sie beinhaltet auch eine geistige, psychische und emotionale Schonung. Diese umfassende Betrachtungsweise ist die Grundlage der **Regeneration**.

Viele Menschen werden heute vom Stress des Alltags förmlich überrollt. Um dem einigermaßen begegnen zu können, laufen alle Systeme auf Hochtouren. Der Drehzahlmesser ist nahezu oder bereits im roten Bereich. Hier reicht es nicht, nur zu sagen: „Ich esse jetzt weniger." Den Fuß vom Gaspedal bedeutet zwar vorrangig weniger Benzinverbrauch, aber dafür geht es insgesamt auch langsamer vorwärts – und das ist gut so! Wir wollen ein wenig die Zeit anhalten, nicht zurückdrehen! Anhalten reicht bereits, um die Möglichkeit zu schaffen, in sich zu schauen; Einkehr zu halten – und zwar wieder jeder auf seine ganz persönliche Art. Der Mayr-Arzt ist auch hierbei Ihr Begleiter. Er steht Ihnen zur Seite, wenn es nötig ist – allerdings nur, wenn Sie es wünschen.

Reduktion auf das Wesentliche

Was das Körperliche betrifft, erwartet jeder, dass er im Zuge der Therapie weniger zu essen bekommt. Doch auch die Pflege der Esskultur – also die Art und Weise des Essens und des Essumfeldes – trägt zur Reduktion bei. Gleichzeitig ist eine bewusste Form des Essens auch Mittel zum Zweck; nämlich Ballast loszuwerden. Klar purzeln einige Kilos, wenn man weniger isst, aber auch seelischer und geistiger Ballast kann abgeworfen werden. Es bleibt Zeit, die Seele baumeln zu lassen und sich seinen inneren Fragen und Gefühlen zu stellen. Und es bleibt auch Zeit, auf Antworten zu warten, die wir nicht augenblicklich parat haben. Voraussetzung ist, dass wir uns nicht von äußeren Reizen „überfluten" lassen. Also bedeutet Schonung auch, weniger „Bad News" via Fernsehen, Internet, Zeitung, Radio oder was auch immer an sich heranzulassen. Es bedeutet, die Zeit bewusst ein wenig anzuhalten und die Aufmerksamkeit nach innen zu richten. Wer den Dialog mit sich sucht, wird auch merken, dass der Kopf freier wird, Entscheidungen plötzlich ganz selbstverständlich getroffen werden und die Kreativität zurückkehrt.

Maßvolle Bewegung

Wer im Alltag großen körperlichen Belastungen ausgesetzt ist, sollte die Zeit der Modernen Mayr-Therapie auch dazu nutzen, sich zu erholen. Intensives körperliches Training – wie für einen Wettkampf – ist kontraproduktiv. Allerdings ist eine maßvolle körperliche Betätigung sinnvoll. Sie sollte jedoch nicht in einer Überforderung münden, da diese im Gegenzug einen sauren Stoffwechsel zur Folge hätte. Dadurch würden wir notwendige Ausscheidungsvorgänge eher blockieren als fördern. Spaß und Freude an körperlicher Aktivität sind das Ziel.

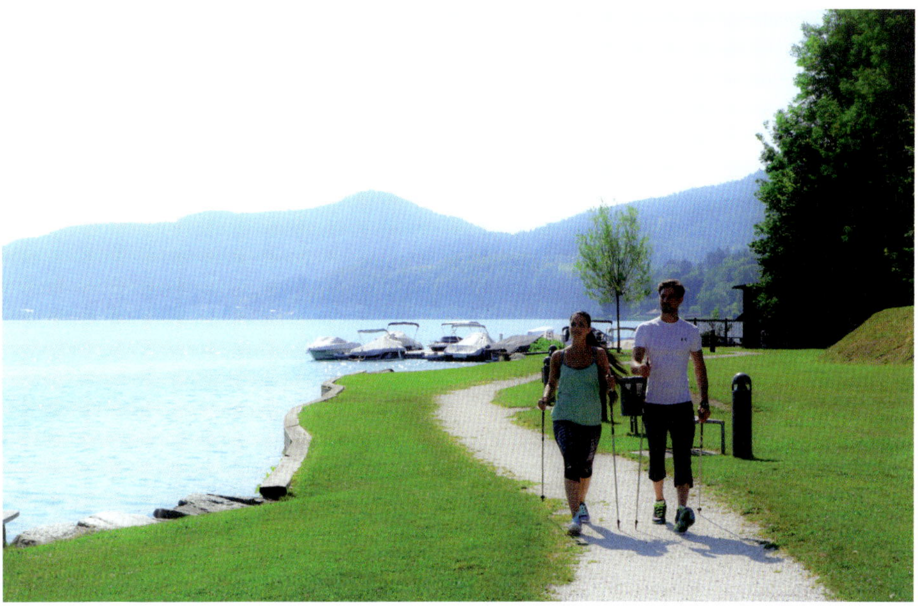

Monotonie für die Regeneration

Ein wichtiger therapeutischer Effekt wird durch eine gewisse Monotonie erreicht. Immer die gleichen oder zumindest ähnliche Lebensmittel zu essen erleichtert die Verdauungsarbeit, was vorübergehend wichtig ist. Die Gleichförmigkeit im Tagesablauf fördert zudem das Wiedererlernen natürlicher Rhythmen: Durchgehend einen ähnlichen Tagesablauf einzuhalten hilft dabei, die wechselnden Phasen von Aktivität und Erholung wieder zu etablieren. Wir wissen heute mehr denn je um die Bedeutung solch regelmäßiger Regenerationsphasen. Daher versuchen wir in der Modernen Mayr-Therapie, diese natürlichen Abläufe wieder zu etablieren. Diese sind auch späterhin wichtig, um den Belastungen des Alltags standhalten zu können.

Die Diät als Mittel zum Zweck

Reduzieren wir unsere Nahrungszufuhr, so wird der Organismus auf eine „innere Ernährung" umschalten. Und das bedeutet die Mobilisation von Reserven zur Aufrechterhaltung des normalen Betriebs. Anders als vielfach suggeriert greift der Körper dabei aber nicht in erster Linie auf wichtige Organsubstanz zurück, um ausreichend Energie zur Verfügung zu haben. Wir dürfen darauf vertrauen, dass er sowohl einerseits zwischen „gesund" und „krankhaft" und andererseits zwischen „lebensnotwendig" und unnütz Abgelagertem unterscheiden kann. Aus diesem Wissen heraus werden also während und durch die Moderne Mayr-Therapie in erster Linie die „Mülldepots" entleert. Im Zuge dessen können die freiwerdenden Giftstoffe immer wieder zu unangenehmen Reaktionen führen. Nicht zuletzt deshalb ist eine fachkundige ärztliche Begleitung notwendig.

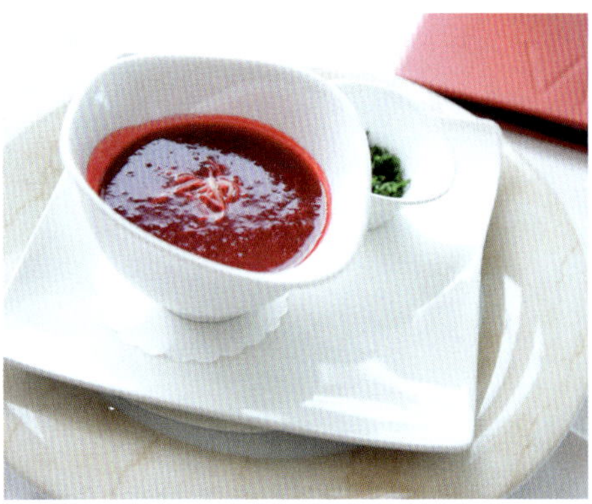

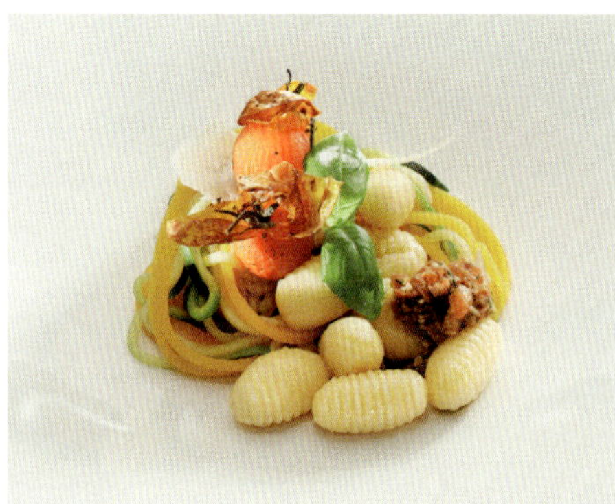

Therapieformen

Je nach individueller medizinischer Notwendigkeit und persönlichen Möglichkeiten kann der Arzt zwischen folgenden Therapieformen wählen:

- Fasten
- Intensivdiät nach Mayr
- Erweiterte Intensivdiät nach Mayr
- Milde Ableitungsdiät (MAD) nach E. Rauch/P. Mayr
- Sonderformen wie Candida-Diät, Eiweißabbau-Diät

Fasten im Rahmen der Modernen Mayr-Therapie

Fasten ist die intensivste Form einer Mayr-Therapie. Fasten bedeutet, für einen bestimmten Zeitraum völlig auf feste Nahrung zu verzichten. Fasten ist so alt wie die Menschheit selbst. Man findet es in allen Kulturen und Religionen sowohl zur Reinigung im körperlichen als auch im geistigen und seelischen Sinne. Fasten befreit von Krankheiten, führt zu körperlicher Entwicklung und höherer Spiritualität.

Mayr hat das Fasten also nicht erfunden, aber er erkannte dessen Bedeutung als medizinische Behandlungsmethode. Daher steht Fasten oft am Anfang einer Mayr-Therapie und kann je nach Vitalität über einige Tage oder Wochen hinweg durchgeführt werden. Längere Fastenperioden bleiben der stationären Mayr-Therapie vorbehalten. Die Entgiftungsreaktionen können oft unangenehm sein. Im Alltag wäre der Fastende damit wohl überfordert – und wir streben ja Schonung, nicht Überforderung an.

Auch unterscheidet sich das Fasten im Rahmen der Modernen Mayr-Medizin von anderen Fastenregimen (z. B. Fasten nach Buchinger oder Saftfasten), indem beim Mayr-Fasten beispielsweise oft schon ein Kautraining durchgeführt wird (siehe auch S. 84). Zu den Mahlzeiten wird ein kurz gebrühter Kräutertee gereicht. Darin aufgelöst sind etwas Honig und einige Tropfen Orangen- oder Zitronensaft. Dieser Tee

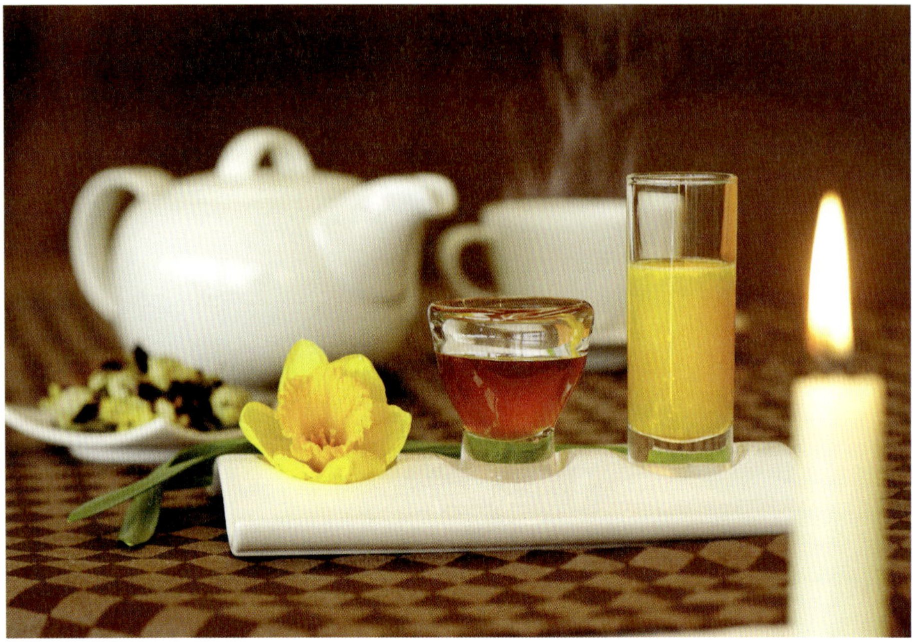

wird nun gelöffelt und eingespeichelt. Das ist keine Schikane, sondern Teil der Schulung im Sinne der Mayr-Arzt-Therapie. Anstelle von Tee kann mittags auch eine Gemüsebrühe gelöffelt werden. Im Übrigen wird viel getrunken – in erster Linie Wasser und Kräutertee. Frucht- und Gemüsesäfte sind wegen ihrer Gärungsfreudigkeit für eine Moderne Mayr-Therapie ungeeignet. Meist klingen die Entgiftungsreaktionen nach wenigen Tagen ab und der Patient fühlt sich rasch viel leichter, freier und voller Leistungsfähigkeit. Das Fasten im Rahmen der Modernen Mayr-Therapie stellt die intensivste Form zur Mobilisierung der Selbstheilungskräfte dar, die nun ihre Wirkung voll entfalten können.

Intensivdiät nach Mayr

Diese Therapieform, welche früher als Milch-Semmel-Kur bekannt war, wurde von Mayr erst recht spät während seiner Zeit in Wien entwickelt. Durch sie ist Mayr zwar über alle Grenzen hinaus bekannt geworden, gleichzeitig hat sie aber auch derart viele Missverständnisse ausgelöst, die es gilt, im Folgenden klarzustellen.

Das strenge Fasten nach Mayr ist nur für einen begrenzten Personenkreis geeignet. Meist ist es auch nur in stationären Kliniken möglich. Noch dazu sind durch die Belastungen der heutigen Zeit immer weniger Menschen in der Lage, streng zu fasten. Die Intention Mayrs war es aber, seine Therapie vielen bis möglichst allen Menschen zu ermöglichen. Daher entwickelte er die Intensivdiät, die im Vergleich zum strengen Fasten etwas abgemildert ist. Worauf kommt es dabei an?

Einerseits wollen wir durch die Schonung die Regeneration des Stoffwechsels ermöglichen und gleichzeitig das richtige Essen wieder erlernen. Mayr beobachtete die Natur. Wenn wir in das Leben treten, ist die erste Ernährungsform die Mutterbrust. Dabei saugt das Neugeborene intensiv an der Brust. Somit wird gleichermaßen Speichel aus den eigenen Drüsen so wie die Milch aus der Brust der Mutter gesaugt. Speichel und Muttermilch werden auf diese Weise intensiv vermischt, was eine optimale chemische Verdauung der Muttermilch ermöglicht. Sie ist für diesen Zeitraum des Lebens als optimales Lebensmittel anzusehen.

Mayr sah natürlich keine Möglichkeit, all seine Patienten an die Mutterbrust zurückzuführen. Aber er erkannte das Prinzip: Wir benötigen ein Lebensmittel und müssen ausreichend Speichel produzieren, um es verdauen zu können. Beides muss den Gesichtspunkten der Schonung entsprechen. Das Lebensmittel soll wenig, aber Wertvolles zuführen.

Dieses Lebensmittel war schnell gefunden. Mayr entschied sich, bei der Milch zu bleiben. Milch enthält alles, was ein Säugling zum Gedeihen braucht, also Eiweiß, Kohlenhydrate, Fett und Mineralstoffe, Spurenelemente und Vitamine. Aber Milch ist kein Getränk. Sie muss als Lebensmittel eingespeichelt werden, um verdaut werden zu können. Um die Milch „essen" zu können, ließ Mayr zuvor eine einige Tage alte Semmel kauen. Diese entspricht als Weißgebäck dem Schoncharakter, muss nach entsprechender Aufbereitung aufgrund ihrer Beschaffenheit aber gut gekaut werden. Durch das Kauen wird der Speichelfluss aktiviert und die löffelweise hinzugefügte Milch kann entsprechend verdaut werden.

Aus heutiger Sicht ist das Prinzip, das Mayr damit in die medizinische Therapie einführte, genial. Es ermöglicht eine intensive Schonung ohne Überforderung. Die Regeneration erfolgt meist rasch und durch das richtige Essen wird viel für die Verbesserung der Esskultur im Alltag getan. Darin liegt auch der größte Vorteil gegenüber dem reinen Fasten: Das Kauen und Einspeicheln als Schulungsfaktor fällt beim Fasten weniger intensiv aus oder es fehlt ganz. Allein die Auswahl der Lebensmittel als Mittel zum Zweck muss heute noch stärker individualisiert werden. Man denke nur an die vielen Menschen mit Unverträglichkeiten oder Allergien gegen einzelne Lebensmittel(inhaltsstoffe) wie Kuhmilch oder Weizen (mehr dazu auf S. 80).

Erweiterte Intensivdiät nach Mayr

Bei dieser Diätform erhält man zusätzlich zu den Lebensmitteln der Intensivdiät morgens und mittags eine Zulage. Es ist dies die logische Fortsetzung der Intensivdiät. Entsprechend der individuellen Gestaltung einer Mayr-Therapie kann aber auch gleich mit dieser Diätform begonnen werden. Sie stellt eine etwas mildere Behandlungsform als die oben beschriebene Intensivdiät nach Mayr dar.

Als Ergänzungen kommen in Frage:

- Topfen/Quark, Hüttenkäse, frischer Schafstopfen/-quark, Schafsfrischkäse
- Putenbrust-, Rindersaftschinken, Forellenfilet
- diverse Aufstriche: Pute, Rinderschinken, Avocado
- Basensuppe (vor allem mittags)
- weiches Ei
- Butter, Alsan (bei Kuhmilchunverträglichkeit)

Die Rezepte zu den einzelnen Aufstrichen finden Sie im Buch „Milde Ableitungsdiät" bzw. im Kochbuch „Basisch essen" (siehe Literaturverzeichnis).

Art und Weise der Nahrungsaufnahme bleiben – wie auf Seite 84 näher beschrieben – gleich. Um der Monotonie sozusagen treu zu bleiben, wird aber nur ein weiteres

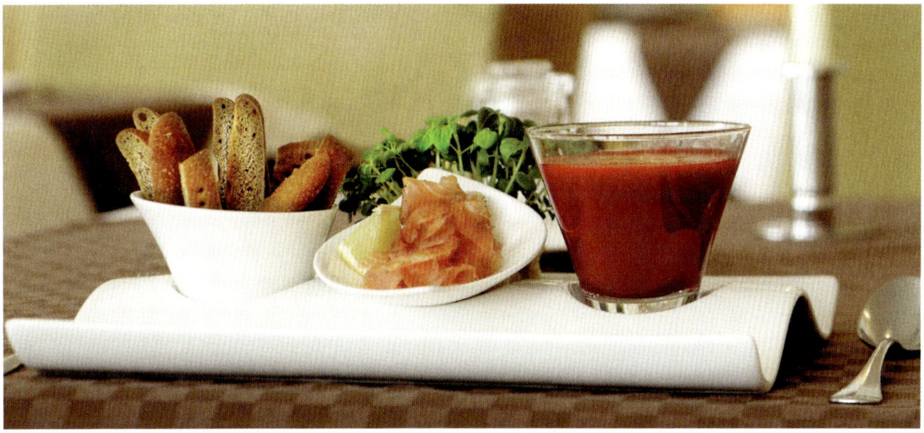

Lebensmittel hinzugegeben und dieses auch nicht gewechselt. Als Abendmahlzeit kann – dies gilt übrigens auch für das Fasten und die Intensivdiät – Tee mit etwas Honig und Orangensaft löffelweise genossen werden.

Milde Ableitungsdiät

Als logische Fortsetzung des Bisherigen wurde vor mehr als 25 Jahren die Milde Ableitungsdiät von Dr. Erich Rauch und Peter Mayr, dem langjährigen Küchenchef des Gesundheitszentrums in Dellach, entwickelt. Rauch hatte erkannt, dass ein **Bindeglied zwischen den intensiven Diätformen und der Alltagskost** fehlte. Und noch viel wichtiger: Immer mehr Menschen waren bzw. sind nicht mehr in der Lage, die intensiven Formen einer Mayr-Therapie durchzuführen. Sei es, dass ihr Gesundheitszustand oder besser Krankheitszustand dies nicht erlaubt, oder dass die Therapie im Alltag nicht so strikt durchführbar ist. Die Milde Ableitungsdiät hingegen ist als milde Diätform bestens geeignet, jedem Menschen eine grundlegende Gesundung zu ermöglichen.

Was Rauch im medizinischen Bereich erkannte und als Anforderung an die Diätform stellte, wurde von Peter Mayr ideal in die Praxis umgesetzt. So erfüllt die Milde Ableitungsdiät auch alle Anforderungen einer Modernen Mayr-Therapie.

Auswahl und Zubereitung der Lebensmittel erfolgt nach den Gesichtspunkten der leichten Verdaubarkeit:

- kleine Mengen der Mahlzeiten
- basenbetonte Speisenzusammenstellung
- stufenweiser Übergang zur Alltagskost

Die Milde Ableitungsdiät kann heute zurecht als Basis jeder weiteren Diätküche gesehen werden. Sie ist Grundlage für die vielen Sonderformen wie die Candida-Diät, Eiweißabbau-Diät, Diät für verschiedene Stoffwechselstörungen und Allergiediät.

Die Milde Ableitungsdiät gliedert sich in drei Stufen:

Die erste Stufe ist besonders schonend. Es werden nur Wurzelgemüse, Pellkartoffeln, Basensuppe und leicht verdaubare Fisch- oder Fleischgerichte verwendet. Die Zusammenstellung erfolgt außerdem nach den Gesichtspunkten der Trennkost. Dies erleichtert zusätzlich die Verdauung.

Die zweite Stufe stellt bereits etwas höhere Anforderungen an den Verdauungsapparat. Anstelle der Trennkost tritt die Mischkost, die Portionen werden etwas größer.

Die dritte Stufe ist der fließende Übergang zur Alltagskost. Die schonende Zubereitung bleibt bestehen, die Auswahl der Speisen schließt dunkles Fleisch ebenso mit ein wie mit Käse überbackene Speisen. Ein kleines Dessert kann den Genuss verstärken.

Selbstverständlich bleibt die Pflege der Esskultur als Therapieprinzip bestehen. Die Abendmahlzeit ist nach wie vor die kleinste, zum Tee wird allenfalls eine Semmel mit Zulage erlaubt. Die Monotonie ist zwar geringer als bei den intensiveren Diätformen, im Vergleich zum Durcheinander der Alltagskost aber immer noch ausreichend, um einen therapeutischen Effekt zu erzielen. Ausführliche Beschreibungen zu dieser Diätform sowie einzelne Rezepte finden Sie im Buch „Milde Ableitungsdiät", Haug Verlag.

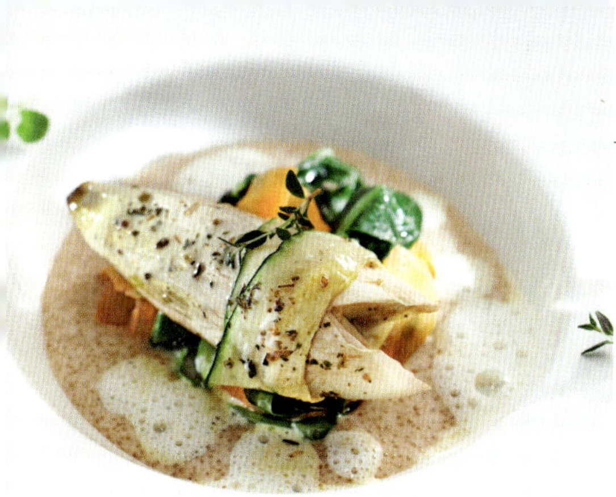

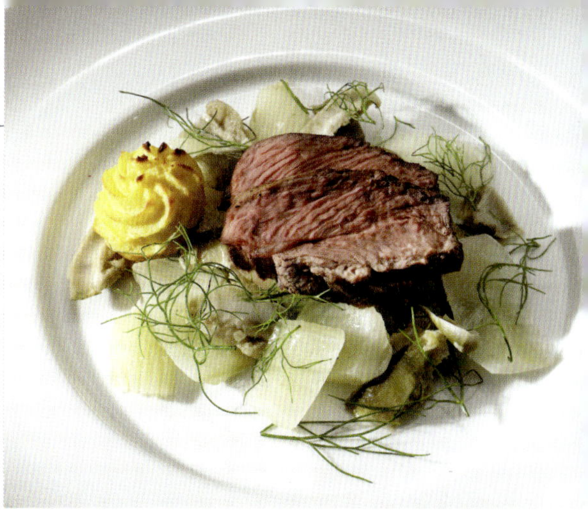

Sonderformen der Mayr-Diät

Manche Erkrankungen erfordern eine besondere Vorgehensweise. Die Grundsätze einer Mayr-Therapie werden beibehalten, jedoch den individuellen Gegebenheiten angepasst.

Candida-Diät

Pilzerkrankungen sind heute weit verbreitet. Pilze sind jedoch keine normalen Bewohner des Darms. Vielmehr ist ihr Auftreten ein Hinweis auf das Nachlassen der Abwehrmechanismen. Pilze sind nicht die Ursache, sondern die Folge unterschiedlichster Belastungen. Sie erfordern jedoch eine gezielte Vorgehensweise, da Pilze selbst viele Beschwerden verursachen können. Eine Pilzbehandlung besteht immer aus zwei Teilen: einer gezielten und individuell verträglichen medikamentösen Therapie und aus der Diät. Diese kann in jeder Intensität einer Mayr-Therapie durchgeführt werden, man muss jedoch kurzkettige Kohlenhydrate – also Zucker – für einen gewissen Zeitraum in der Therapie völlig meiden. Somit wird die Therapie nicht mit der Semmel durchgeführt. Anfangs wird die Pellkartoffel mit etwas Gemüse verordnet, später ein hefefreies Fladengebäck. Immer müssen allfällige Lebensmittelintoleranzen berücksichtigt werden. Nähere Informationen zu diesem Thema finden Sie im Buch „Die Candida-Diät", TRIAS Verlag.

Eiweißabbau-Diät

Durch eine fleisch- und fischbetonte Ernährung sind heute Eiweißspeicher-Krankheiten sehr häufig. Hierzu zählen Erkrankungen des Herz-Kreislauf-Systems und Stoffwechselerkrankungen wie Gicht, Diabetes mellitus oder rheumatische Erkrankungen. Viele unserer Zivilisationskrankheiten finden sich in dieser Reihe wieder.

Ziel der Therapie ist es, die Eiweißspeicher zu reduzieren. Dies erfolgt durch das Meiden von tierischem Eiweiß in der Ernährung. Das ist während einer Mayr-Therapie besonders leicht möglich: Alle Formen der Therapie können vegetarisch durchgeführt werden.

Behandlung allergischer Erkrankungen

Für den Erfolg der Modernen Mayr-Therapie ist es wichtig, zum Zwecke der Schonung nur gut verträgliche Lebensmittel zu wählen. Es ist beispielsweise nicht sinnvoll, bei bestehender Unverträglichkeit gegenüber Kuhmilch(produkten) diese in der Therapie zu verwenden. Eine derartige Vorgangsweise entspricht nicht dem Prinzip der Schonung, sondern führt zu maximaler Überforderung und Stress. Daher ist es wichtig, Lebensmittelintoleranzen vor Beginn der Modernen Mayr-Therapie zum Beispiel mittels Funktioneller Myodiagnostik abzuklären. Es stehen heute genügend Alternativen aufseiten der Lebensmittel zur Verfügung, sodass eine optimale Auswahl an verträglichen Lebensmitteln erfolgen kann (siehe auch S. 84).

Gärung und Fäulnis als Zeichen einer Fehlverdauung führen über die intestinale Autointoxikation tendenziell zu allergischen Erkrankungen. Die intestinale Autointoxikation beschreibt Entzündungsprozesse im Darm, die auf lange Sicht zum bereits erwähnten „löchrigen" Darm führen („Leaky Gut"). Letztlich ist es einerlei, ob daraus Asthma bronchiale, Neurodermitis, Infektanfälligkeit, Gelenksschmerzen oder einfache Verdauungsstörungen resultieren. Immer ist die Regeneration des Darms von entscheidender Bedeutung für den Verlauf der allergischen Erkrankungen. Man kann sogar behaupten, dass ohne Gesundung des Darms eine allergische Erkrankung nicht behandelbar ist. Selbstverständlich haben auch in der Behandlung allergischer Erkrankungen die Prinzipien einer Modernen Mayr-Therapie Priorität. Langfristig gesehen besteht die Möglichkeit, mit der Modernen Mayr-Therapie die Funktion des Verdauungsapparates soweit zu verbessern, dass die Lebensmittelunverträglichkeiten abklingen.

Geeignete Lebensmittel, richtiges Kauen

Die Flade – der Personal Coach des Kauens

Die zu Zeiten Mayrs verwendete Semmel gehört endgültig der Vergangenheit an. Wir verwenden heute individuell verträgliche „Kautrainer", allen voran eine Dinkelflade.

Die Qualität und Zubereitung der Flade sind wichtige Details hinsichtlich des Therapieerfolgs. Die Flade wird aus Auszugsmehl hergestellt, denn nur dieses entspricht den Anforderungen der Schonung. (Auszugsmehl ist das klassische, fein gemahlene Getreidemehl – je höher die Typenzahl, desto feiner gemahlen – und enthält praktisch keine Ballast- und nur wenig Mineralstoffe. Für das Fladengebäck empfiehlt sich die Type 700). **Es ist falsch und gegen die Therapieprinzipien, Vollwert- oder gar Vollkorngebäck zu verwenden.** Diese belasten den Verdauungsapparat zu sehr!

Um die Flade gut kauen zu können – was notwendig ist, um Speichel zu produzieren – muss diese einige Zeit an der Luft getrocknet werden. Je nach Luftfeuchtigkeit benötigt es ein bis zwei Tage, damit sie die richtige Konsistenz hat. Schnittfest, gerade noch eindrückbar, aber nicht so trocken, dass sie zerbricht und nur noch zur

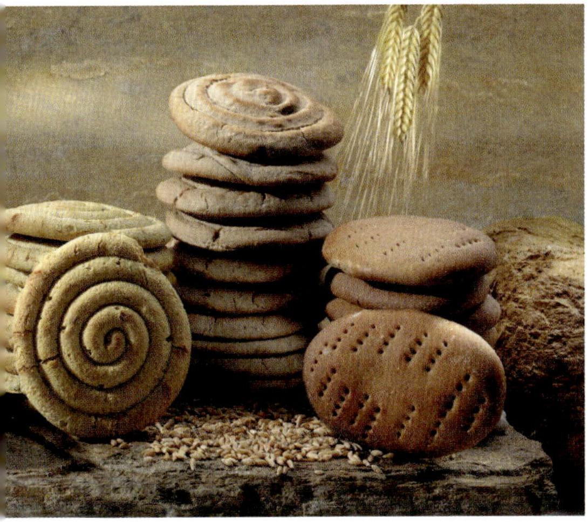

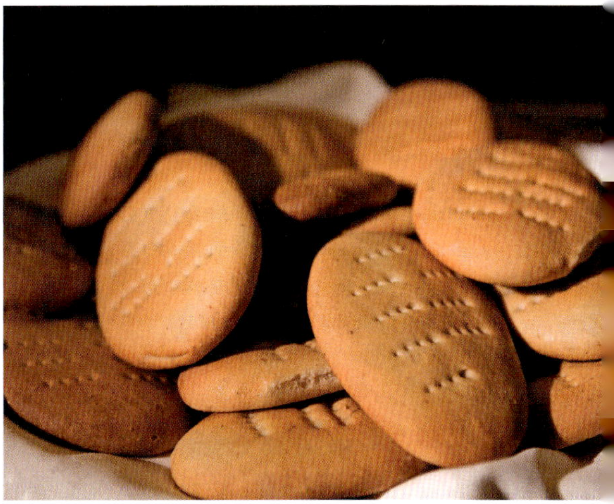

Bröselherstellung verwendet werden kann. Die Konsistenz ist vergleichbar mit der Elastizität beim Eindrücken des Daumenballens. Zur Mahlzeit kann die Flade auch in Scheiben geschnitten werden oder es werden kleine Teile abgebrochen, die dann langsam und genüsslich gekaut werden.

Fehlerquellen:

Ist die Flade zu frisch, d. h. zu weich, enthält sie noch relativ viel **Feuchtigkeit**. In der Folge wird die Speichelproduktion nicht optimal erfolgen. Das wiederum bedeutet, dass auch die Verdauung im Darm nicht optimal ablaufen kann.

Die Erfahrung der letzten Jahrzehnte hat zudem gezeigt, dass immer mehr Menschen gegen einzelne Bestandteile der Flade **allergisch** sind. Daher benötigen wir Alternativen. Relativ einfach kann als Ersatz von Weizen Dinkelmehl gewählt werden. Selbstverständlich wird Dinkel auch als Auszugsmehl verwendet. Grundsätzlich kommen auch andere backfähige Getreide in Frage. Allerdings ist Dinkel wesentlich leichter bekömmlich als beispielsweise Roggen.

Auch auf **Hefe** wird in der Therapie nach Mayr weitgehend verzichtet, zumal diese bei der Herstellung der Flade auch nicht wirklich benötigt wird. Sie kann mit Sauerteig hergestellt werden oder einfach mit kohlensäurehaltigem Wasser. Rezepte hierzu finden sich zum Beispiel in den Büchern „Milde Ableitungsdiät", „Die Candida-Diät" sowie im Kochbuch „Basisch essen" (siehe Literaturverzeichnis).

Fladengebäck lässt sich auch primär aus nicht backfähigem Getreide, also Mais, Hirse oder Amarant, herstellen. Manchmal wird es auch notwendig sein, auf Reiswaffeln auszuweichen, wenn andere Getreide nicht vertragen werden. Im Handel ist auch aus Amarant hergestelltes Knäckebrot erhältlich.

Der Einfachheit halber ist heute die Verwendung einer Dinkelflade als „Kautrainer" Standard. Der Mayr-Arzt wird jedoch durch eine geeignete Untersuchung wie z. B. dem Muskeltest feststellen, ob eine Unverträglichkeit beim Patienten vorliegt und vor allem, welches Gebäck in der Modernen Mayr-Therapie optimalerweise verwendet werden sollte.

Das Lebensmittel Milch und seine Alternativen

Mayr verwendete als Nahrungsmittel Milch. Er betrachtete sie als wertvolles Lebensmittel mit allem, was der Mensch zum Leben braucht. Aus der damaligen Sicht durchaus berechtigt. Die Qualität der Milch war vor knapp 100 Jahren sicher noch wesentlich besser als in der heutigen Zeit. Auch war Rohmilch noch eine Selbstverständlichkeit. Wir wissen heute, dass es bei noch so schonender Erhitzung (aus hygienischen Gründen) zu Veränderungen des Milcheiweiß und der hochwertigen Fette in der Milch kommt. Tatsache ist zwar, dass Milch durch gutes Kauen und Einspeicheln besser verstoffwechselt wird; das reicht aber heute nicht mehr aus. Viele Menschen vertragen Kuhmilch äußerst schlecht. Manche empfinden sogar richtig Ekel oder Widerwillen gegenüber Milch. Es entspricht also nicht dem Prinzip der Schonung und schon gar nicht der Freiwilligkeit, wird auch jenen Personen Milch als Therapie verordnet.

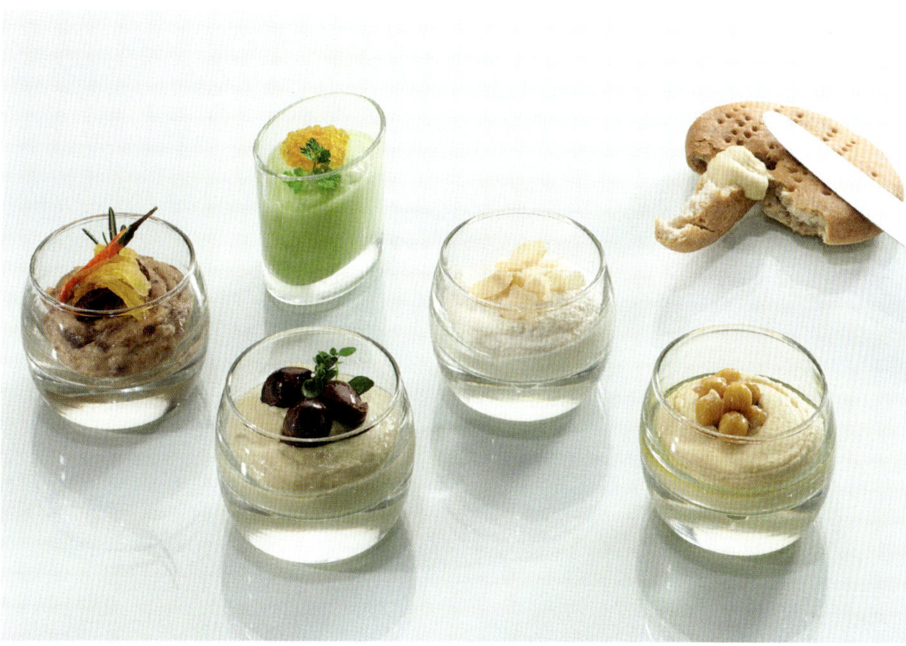

Auch Mayr erkannte dies. Er unterschied zwischen Personen mit einem Ekel vor Milch, der durch strenges Fasten verschwand, und jenen, wo dies nicht der Fall war. Letztere erhielten eine andere, milchfreie Diät. Heute haben wir viele Möglichkeiten einer individuellen Therapiegestaltung. Bei guter Verträglichkeit kann zwar Kuhmilch oder ein Kuhmilchprodukt verwendet werden, trotzdem ist dies heute zur Ausnahme geworden. Allein schon, um mögliche Unverträglichkeiten zu vermeiden. Der Mayr-Arzt wird aber genau untersuchen, ob eine Kuhmilchunverträglichkeit oder -allergie vorliegt. Auch an eine Laktoseintoleranz – dem Unvermögen, Milchzucker abzubauen – ist zu denken.

In diesem Fall stehen folgende Alternativen zur Verfügung:

- Schafsmilch, Ziegenmilch oder Stutenmilch sowie daraus erzeugte Produkte
- Soja-, Reis-, Hafer- oder Mandelmilch
- Basensuppe
- Aufstriche

Aus den vielen Möglichkeiten lässt sich eine für den Einzelnen geeignete Therapieform zusammenstellen. Es ist schließlich nicht primär wichtig, was, sondern wie während der Therapie gegessen wird.

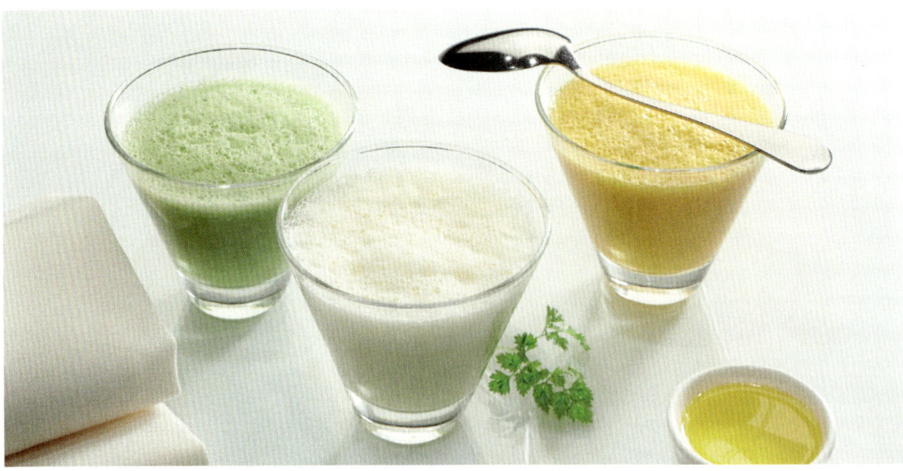

Der Essvorgang

Gutes Kauen und Einspeicheln der Lebensmittel ist wichtig, damit diese im Verdauungsapparat vollständig und zeitgerecht verdaut werden. Die optimale Vorbereitung in der Mundhöhle lässt die Verdauungsleistung im Darm voll zur Entfaltung kommen. Im Sinne der Schulung wird die Esskultur nach Mayr ab Seite 100 noch genauer beschrieben.

Hier eine kurze Zusammenfassung:

- Nehmen Sie einen kleinen Bissen der Flade oder des Gebäcks in den Mund.
- Kauen Sie so lange, bis ein flüssiger Speichel-Speisebrei entstanden ist; zählen Sie anfangs eventuell mit.
- Nehmen Sie eine kleine Menge des Lebensmittels – Aufstrich, Avocado, Schafsjoghurt, Basensuppe – in den Mund und kauen Sie es nochmals durch. Dann schlucken Sie.
- Hören Sie auf, wenn ein angenehmes Sättigungsgefühl eintritt.

Säuberung des Organismus

Wenn Sie zu Hause ständig mit schmutzigen Schuhen durch Ihr Wohnzimmer gelaufen sind, wird es nicht ausreichen, ab sofort die Schuhe auszuziehen, um den Raum sauber zu bekommen. Zunächst ist ein gründliches Durchputzen angesagt. Erst dann macht es auch Sinn, ohne Schuhe das Zimmer zu betreten, um ein erneutes Verschmutzen zu verhindern.

Gleiches gilt für unseren Organismus. Kam es durch unsere Zivilisationsernährung zur Ansammlung von Schlacken im Körper, so müssen diese zuerst entfernt werden.

Säuberung als Therapieprinzip beschreibt die Notwendigkeit und Möglichkeit der Ausscheidung von Stoffwechselmüll – sogenannten Schlacken. Diese spielt sich auf unterschiedlichen Ebenen ab.

Reinigung von innen

Im Körperlichen wird in erster Linie über den Darm, die Nieren, die Lungen und die Haut entgiftet. Diese sind unsere großen Ausscheidungsorgane. Darüber hinaus haben wir noch eine Reihe von Hilfssystemen zur Verfügung: Schleimhäute der Nase, Nebenhöhlen und des Rachens, der Bronchien sowie der Genitalien. Sofern notwendig, werden alle diese Möglichkeiten herangezogen. Das wichtigste Organ aber ist der Darm selbst.

Während der Mayr-Therapie erfolgt die Darmreinigung durch Bittersalz, Glaubersalz oder auch Karlsbader Salz. Alle wirken in etwa gleich gut. Bittersalz besteht aus Magnesiumsulfat, Glaubersalz aus Natriumsulfat, Karlsbader Salz aus einer natürlichen Mischung der beiden sowie Natriumbicarbonat. Letzteres kombiniert die reinigende Wirkung mit einer Basenzufuhr, trägt somit also auch zur Regulierung des Säure-Basen-Haushaltes bei (siehe auch Kapitel 5). Mayr selbst ließ in Karlsbad übrigens einfach das Karlsbader Wasser trinken.

Eine bittere Medizin

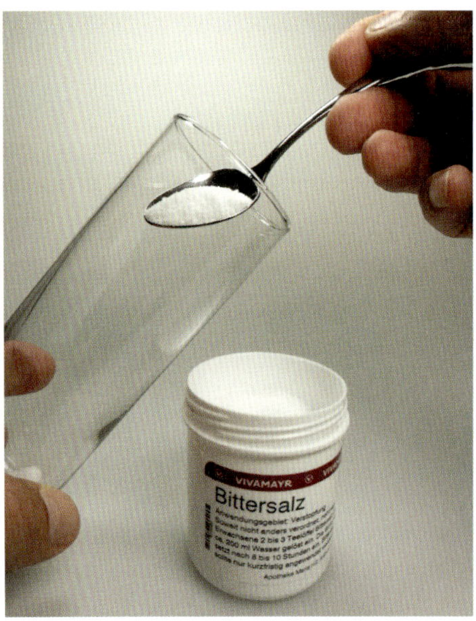

Für gewöhnlich nimmt man morgens nüchtern nach dem Aufstehen einen gestrichenen Teelöffel Bittersalz, aufgelöst in einem Glas lauwarmem Wasser, zu sich. Das Bittersalz kann bereits am Vorabend angesetzt werden, damit sich das Salz über Nacht vollständig auflöst. Morgens werden dann nur mehr warmes Wasser und ein Teelöffel Basenpulver hinzugegeben. Manche Patienten haben wegen des Geschmacks Schwierigkeiten, das Bitterwasser täglich zu trinken. In solchen Fällen empfiehlt es sich, einige Tropfen Zitronensaft hinzuzufügen – der Geschmack erinnert dann an Grapefruitsaft. Oft fällt auch die gemeinsame Einnahme mit Basenpulver leichter.

Das Bittersalz reinigt von oben nach unten den gesamten Darm. Es ist nicht notwendig, das Bittersalz in höherer Konzentration oder Menge einzunehmen, da dies oft zu unverhältnismäßig heftigen Darmentleerungen führen kann. Nur bei medizinischer Notwendigkeit wird Ihr begleitender Mayr-Arzt die Dosierung dahingehend anpassen. Wichtig ist vielmehr, dass das Bittersalz täglich während der gesamten Mayr-Therapie getrunken wird. Nur so können auch alte Verdauungsrückstände effektiv losgelöst und ausgeschieden werden.

Bittersalz und seine Wirkungen

Die Wirkung zeigt sich nach wenigen Tagen in mehreren, meist breiigen bzw. wässrigen Stuhlentleerungen. Entsprechend den Giftstoffen, die ausgeschieden werden, variieren die Farbe und der Geruch derselben anfangs stark. Es bewegt sich durchaus im normalen Rahmen, wenn diese intensiven Giftstoffausscheidungen mit Reaktionen einhergehen. Dazu zählen häufigere kleine Entleerungen, Wundheitsgefühl oder Brennen in der Afterregion. Auch Schmerzen können auftreten, wenn stark säurehaltige Entleerungen erfolgen.

Darmgifte sind Rückstände, die im Darm selbst entstehen oder aus den Körperdepots über das Blut in den Darm zur Ausscheidung transportiert werden. Diese Darmgifte können aber ebenso zur Verstopfung und damit Blockierung der Ausscheidung führen. Das mag daran liegen, dass es ein paar Tage dauern kann, bis die Ausscheidungen so richtig in Gang kommen; eventuell wurde das Bitterwasser morgens zu kalt getrunken oder aber die Intensität der Therapie überfordert die Ausscheidung. Daher ist es wichtig, den Mayr-Arzt zur Seite zu haben. Er wird rasch einschreiten und im Hinblick auf unerwünschte Reaktionen die richtigen Maßnahmen empfehlen.

Einfache Hilfe durch Einläufe

Solche Ausscheidungsreaktionen können immer wieder im Verlauf einer Mayr-Therapie auftreten. Sie sind zwar unangenehm, meist aber harmlos und zeigen, dass im Moment viele konzentrierte Giftstoffe ausgeschieden werden müssen. Also liegt es nahe, den Körper dabei zu unterstützen. Der Mayr-Arzt wird in solchen Fällen die Durchführung eines Einlaufs empfehlen. Scheuen Sie sich nicht davor – es ist einfacher, als Sie denken! Mit einem Klyso (einer Klistierpumpe für medizinische Spülungen) brauchen Sie auch keine Hilfsperson. Nur etwas Zeit – und die sollten Sie sich während der Mayr-Therapie immer gönnen.

Wie es geht, dass „es" geht

Am besten wird der Einlauf im Badezimmer bzw. in der Nähe der Toilette durchgeführt. Zunächst füllen Sie das Waschbecken oder ein ausreichend großes Gefäß (2–3 Liter) mit warmem Wasser. Nur beinahe heißes Wasser – also nicht nur handwarmes – löst die gestauten Gifte und entspannt den Darm. Nun wird der Klistierstift des Klysos leicht mit Vaseline oder Creme eingefettet und das andere Ende in das Wasser gehalten. Durch ein- bis zweimaliges Pumpen des Ballons entweicht die Luft aus dem Schlauch. Im nächsten Schritt führt man den Klistierstift in den After ein und pumpt das warme Wasser kontinuierlich in den Darm, und zwar so lange, bis ein intensiver Stuhldrang auftritt. Nun können Sie den Darm entleeren. Anfangs wird bereits geringfügiges Pumpen zum Stuhldrang führen – ein Zeichen, dass der letzte Abschnitt des Darms noch voll mit Giftstoffen ist. Später muss man oft 20-mal und öfter pumpen, um einen Stuhldrang zu verspüren.

Der Einlauf kann bei Bedarf mehrmals hintereinander wiederholt werden. Selbst wenn man das Gefühl hat, dass nur mehr Wasser entleert wird, so sind gerade darin noch viele Giftstoffe gelöst. Meist aber spürt man die unmittelbare Erleichterung bzw. ein Nachlassen der zuvor aufgetretenen Beschwerden.

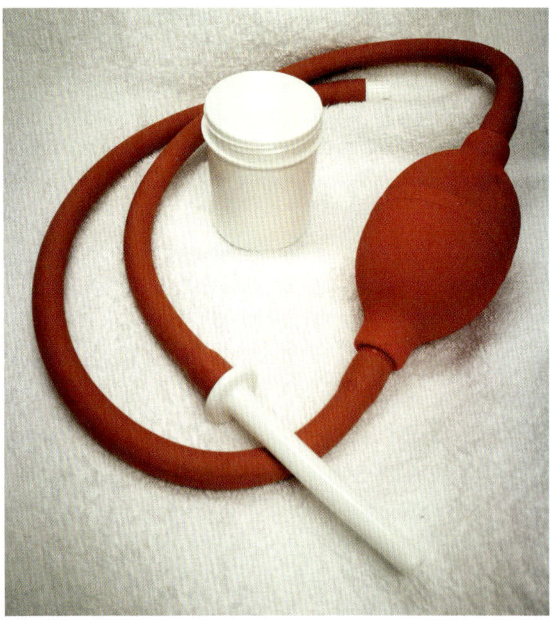

TIPP:

Ein Einlauf kann in vielen Fällen hilfreich sein. Bei Reiseobstipation, Kopfschmerzen, Migräne, aber auch bei beginnenden Infekten. Das Klyso ist klein, handlich und passt als „Helfer in der Not" in jede Reise- und Hausapotheke.

Bewegung und Lunge

Neben Darm und Niere ist auch die Lunge als Ausscheidungsorgan wichtig. Die Lunge eliminiert alle gasförmigen Giftstoffe bzw. Schlacken. Um dies zu unterstützen, ist eine gesunde Bewegung sinnvoll. Dadurch fördern wir die Abatmung gasförmiger und flüchtiger Ausscheidungsprodukte und führen gleichzeitig mehr Sauerstoff zu. Dieser ist für einen optimalen Zellstoffwechsel wichtig, aber auch hier gilt ganz besonders: Überfordern Sie sich dabei nicht! Sie sollten bei der Bewegung nicht „außer Atem" kommen, sondern sich noch unterhalten können. Die Abatmung von Kohlensäure, die ja bei jedem Atemzug aus dem Körper entweicht, ist gleichzeitig auch die schnellste Methode zur Kompensation von Säure-Basen-Störungen. Auch unter diesem Aspekt zählt regelmäßige und sinnvolle Bewegung zu den einfachen gesunderhaltenden Maßnahmen, die auch die Ausscheidung unterstützt.

Schönheit und Haut

Auch die Haut ist ein wichtiges Ausscheidungsorgan. Sie ist unsere Grenzfläche zur Umwelt und hat auch unmittelbaren Kontakt zum Bindegewebe und damit zum Stoffwechsel. Die Situation des Stoffwechsels lässt sich unmittelbar an der Haut ablesen. Farbe, Spannkraft, Elastizität und Geschmeidigkeit sind Ausdruck dieses Stoffwechsels. Und natürlich machen sich auch Einflüsse von außen durch Sonne, Wind und Wetter bemerkbar. Aber wir wissen auch, dass für die Ausstrahlung und Wirkung eines Menschen das Innere entscheidender ist als das Äußere. Wahre Schönheit kommt von innen und ist durch den Stoffwechsel geprägt.

Dieser Stoffwechsel spiegelt sich auch in den verschiedenen Drüsen und Anhangsgebilden der Haut wider. Über diese zeigt sich der „Ausscheidungsdruck" der Haut. Logisch – man kann die Funktion der Haut von außen wunderbar beeinflussen, zum Beispiel durch Algen oder Salzbäder. Wichtig in der Modernen Mayr-Therapie ist aber primär, die Haut vom Ausscheidungsdruck zu befreien. Wenn der Darm und die Nieren wieder besser entgiftet werden, wird sich auch die Haut erholen. Mineralstoffe und vor allem kalt gepresste Pflanzenöle unterstützen diesen Vorgang optimal. Es ist daher sinnvoll, diese Stoffe bereits in die Mayr-Therapie miteinzubeziehen. Kalt gepresste Pflanzenöle beispielsweise suchen das Licht und den Sauerstoff. Durch den Stoffwechsel gelangen sie daher bis in die Haut und machen diese wieder geschmeidig und gesund.

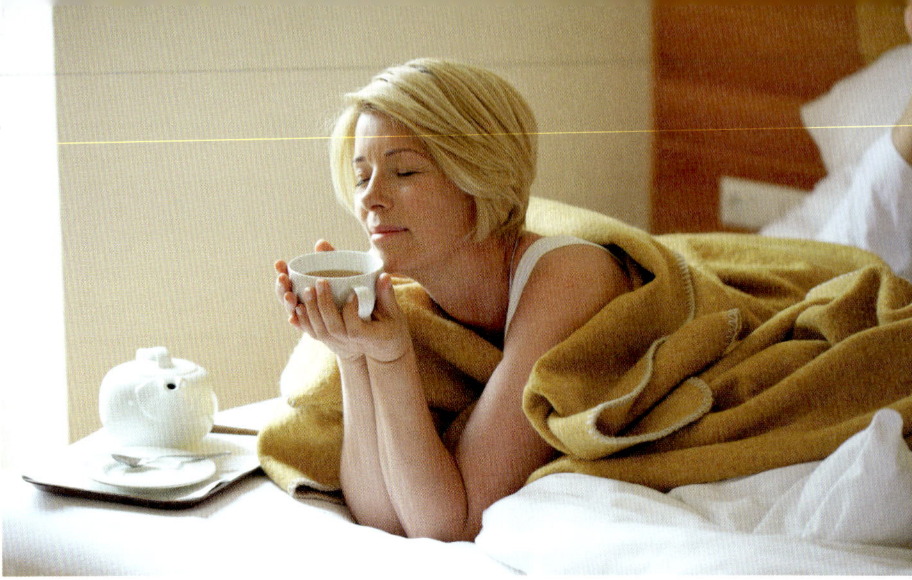

Wie richtiges Trinken die Ausscheidung unterstützt

Stoffwechsel und Ausscheidung sind untrennbar mit dem Flüssigkeitshaushalt verknüpft. Leider müssen wir heute feststellen, dass die Menschen das Trinken generell verlernt haben. Hinzu kommt, dass häufig die falschen Getränke konsumiert werden. Für einen gesunden Stoffwechsel und eine damit entsprechende Ausscheidungsfunktion benötigen wir im Alltag zwei bis drei Liter „freie Flüssigkeit". Am besten wäre hier frisches Quellwasser. Es ist klar, dass dies nicht immer und überall zur Verfügung steht, aber Wasser ist generell eines unserer wichtigsten Lebensmittel. Seine weltweite Bedeutung als Lebensmittel wird klar, wenn man bereits heute vom „Gold der Zukunft" spricht. Die Qualität des Wassers kann durch entsprechende Filter und Energetisierungsmaßnahmen verbessert werden. Nähere Informationen dazu finden sich in der entsprechenden Literatur.

In der Modernen Mayr-Therapie wird das Trinken deshalb speziell verordnet; die Entgiftungsvorgänge im Zuge der Therapie erfordern nämlich zusätzlich Wasser. Als Ergänzung können „blonde", kurz gebrühte Kräutertees, kohlensäurefreies Mineralwasser und eine Basenbrühe getrunken werden. Nicht als Getränk zu sehen sind jedoch Fruchtsäfte, Gemüsesäfte, Milch, Bohnenkaffee oder Industriegetränke. Sie enthalten entweder Nährstoffe (Milch) und zählen daher zu den Lebensmitteln oder sie sind gärungsfreudig (Frucht- und Gemüsesäfte). Grundsätzlich soll zwischen den Mahlzeiten (und nicht währenddessen) getrunken werden. Diese Regel gilt übrigens nicht nur für den Zeitraum, in dem die Moderne Mayr-Therapie durchgeführt wird, sondern auch für den Alltag.

Wann und wie viel soll man trinken?

Viele Menschen haben das Trinken von Wasser verlernt. Daher wird der Mayr-Arzt dies wieder explizit verordnen. Die empfohlene Menge richtet sich nach dem Körpergewicht und beträgt während einer Mayr-Therapie – sofern vom Mayr-Arzt nicht anders verordnet – **mindestens 3 bis 4 Liter.** Dabei ist es wichtig, **über den Tag verteilt** zu trinken, aber **niemals zu den Mahlzeiten**, sondern immer dazwischen. Während der Mahlzeiten benötigen wir nämlich konzentrierte und damit leistungsfähige Verdauungssäfte. Nur diese können die gegessenen Lebensmittel ordentlich verdauen. Werden diese Verdauungssäfte durch Wasser verdünnt, leidet die Verdauungsleistung. Dadurch verzögern wir die Verdauung und begünstigen wieder Gärung und Fäulnis. Daher sollte erst eine Stunde nach dem Essen wieder getrunken werden.

Was soll man trinken?

Wasser

Am natürlichsten und besten ist das Trinken von Wasser. Leider ist die Qualität des Trinkwassers nicht immer und überall die beste. Oft handelt es sich um wiederaufbereitetes Grundwasser, das zum Teil mit Chlor versetzt ist. Man kann zwar davon ausgehen, dass es keine gesundheitsgefährdenden Stoffe enthält, aber optimal ist die Qualität nicht. Filteranlagen und Belebungsmaßnahmen können diese oft entscheidend verbessern. Wo ohnehin gutes Quellwasser zur Verfügung steht, ist das nicht notwendig. Im asiatischen Gesundheitsdenken wird oft gut abgekochtes Wasser als besonders zur Entgiftung geeignet empfohlen. Mit Wasser werden Giftstoffe eliminiert und Säuren neutralisiert. Es ist daher von Vorteil, dem Wasser ein- oder mehrmals täglich Basenpulver hinzuzufügen (Rezept siehe Seite 65).

Stilles Mineralwasser

Wo natürliches Wasser nicht in ausreichender Menge oder Qualität zur Verfügung steht, kann auf stille Mineralwässer zurückgegriffen werden. Still deshalb, weil kohlensäurehaltiges Wasser eher zu Blähungen führt. Darüber hinaus ist stilles Wasser eher basischer Natur als jenes mit Kohlensäure – diese ist ja selbst eine Säure und wird aus hygienischen Gründen beigefügt.

Kräutertee

Mit Kräutertees kann die Flüssigkeitszufuhr auf besondere Weise unterstützt werden. Allerdings werden sie nicht nach herkömmlichen Empfehlungen zubereitet. Die beste Wirkung entfalten sie als kurz gebrühte Tees.

Zubereitung:

Nehmen Sie ein wenig Tee zwischen **drei Finger** und gießen Sie ihn mit kochendem Wasser auf. Nicht länger als **eine Minute ziehen lassen**, damit die Geschmacks- und Aromastoffe erhalten bleiben.

Ihr Tee hat somit eine milde unterstützende Wirkung.

Als Tee kommen fast alle Kräutertees in Frage. Meiden sollten Sie schwarzen Tee und vor allem säuernde Früchtetees wie Hagebutte, Hibiskus und diverse Teemischungen. Auch Pfefferminze und Kamille sind für den Entgiftungsvorgang nicht geeignet. Kamille zum Beispiel setzt die Darmtätigkeit herab und wirkt bei akuten Magen-Darm-Beschwerden zwar sehr gut, nicht aber während einer Mayr-Therapie.

Manche Gewürztee-Mischungen regen die Verdauungstätigkeit an. Erscheint eine solche Unterstützung als sinnvoll, können vom Mayr-Arzt auch Yogi-Tee, Zimt-, Nelken- oder Ingwertee empfohlen werden.

Gemüsebrühe

Die Gemüsebrühe ist eine ideale Ergänzung als Getränk, sowohl während der Mayr-Therapie als auch im Alltag. Neben der Flüssigkeitszufuhr ist die Gemüsebrühe ein wohltuender Basenspender.

Zubereitung:

Auf ein Drittel Gemüse kommen zwei Drittel Wasser.

Das Gemüse klein schneiden und mit kaltem Wasser ansetzen.

Frische Kräuter, Lorbeerblatt, Pfefferkörner, Wacholderbeeren zugeben und ca. 20 bis 30 Minuten eher ziehen als kochen lassen.

Anschließend durch ein Haarsieb abseihen und schluckweise trinken.

Verwenden Sie bei der Zubereitung möglichst biologisches oder ungespritztes Gemüse. Wurzelgemüse ergibt einen kräftigen Geschmack, sodass vorzugsweise **Karotten, Gelbe Rüben, Selleriestangen, Fenchel, Petersilienwurzel und Kartoffeln** verwendet werden. Die Qualität und die Mischung bestimmen den Geschmack. Es ist außerdem nicht notwendig, die Brühe zu salzen, nachdem viele Wurzelgemüse zu einem leicht salzigen Geschmack beitragen. Das nach Abseihen der Brühe zurückbleibende Gemüse kann durchaus ein weiteres Mal mit kaltem Wasser angesetzt werden. Dieser zweite oder später sogar dritte Aufguss kann für die Zubereitung von Basensuppen sowie -soßen verwendet werden.

TIPP:

Nicht immer kann die Gemüsebrühe frisch hergestellt werden. Für unterwegs oder für zwischendurch kann auch auf fertige Gemüsekonzentrate zurückgegriffen werden. Diese müssen nur mit heißem Wasser aufgegossen werden und fertig ist die Brühe.

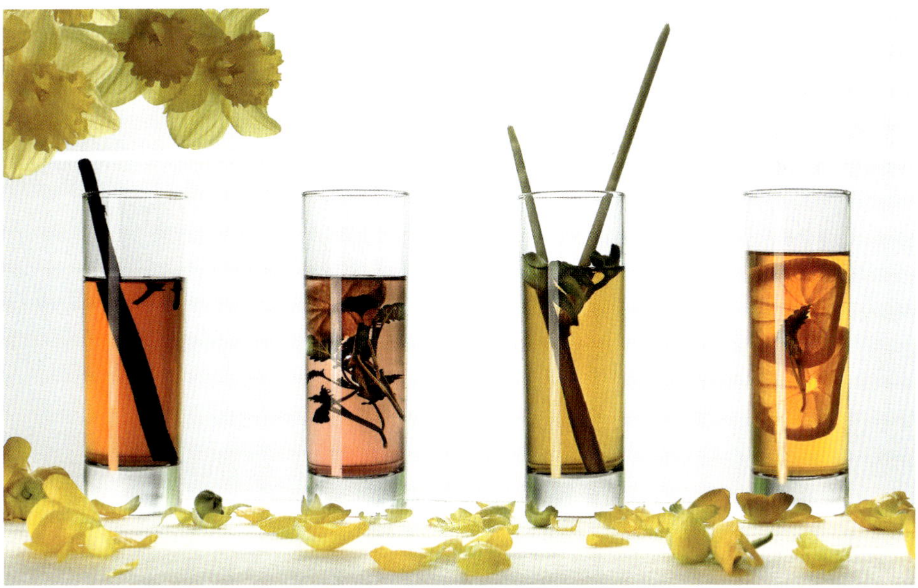

Was zählt nicht als Getränk?

Wie zuvor erwähnt eignen sich nicht alle Tees als optimale Flüssigkeitszufuhr. Ebenso gehören Genussmittel wie Kaffee und Alkoholika nicht zu den Getränken als solche. Kaffee und auch schwarzer Tee wirken stark diuretisch, d. h., sie führen zu einer vermehrten Flüssigkeitsausscheidung über die Nieren. So kann ein Flüssigkeitsdefizit im Körper entstehen.

Auch Fruchtsäfte und Gemüsesäfte sind keine Getränke, sie gelten – genauso wie die Milch – als flüssige Lebensmittel. Ihre Inhaltsstoffe, vor allem Kohlenhydrate, müssen verdaut und verstoffwechselt werden. Während einer Mayr-Therapie sind sie stark gärend und damit blähend. Auch im Alltag kann ein Zuviel ungünstig wirken. Auch Industriegetränke wie Cola, Fanta, aber auch viele Energydrinks sind nach Mayrschem Maßstab keine Getränke. Ihr Koffeingehalt wirkt wie jener von Kaffee. Konservierungs-, Geschmacks- und Farbstoffe wirken eher belastend als hilfreich.

Emotionales Loslassen

Mindestens gleich wichtig wie die körperliche Reinigung ist die emotionale Entgiftung. Im Laufe der Zeit sammeln sich eine Reihe von Frust, Ärger, Trauer oder Verzweiflung an. Solche Emotionen blockieren die Genesung oft stärker, als uns recht ist. **Die Moderne Mayr-Therapie ist die Zeit des Loslassens und Hergebens.** Emotionaler Ballast kann abgeworfen werden, Gewohnheiten werden hinterfragt und die „schlechte Stimmung" weicht oft wie von selbst. Es bleibt auch Zeit, sich mit sich selbst zu beschäftigen und man blickt nach innen wie in einen Spiegel. Das Wichtige dabei ist, es einfach zuzulassen. Auch hierfür ist die kompetente ärztliche Begleitung bedeutsam.

Selbstreinigung als Ziel

Für gewöhnlich wird noch eine Zeit lang nach dem Genuss einer Mahlzeit eine intensive Speichelbildung erfolgen. Dadurch reinigt sich die Mundhöhle schrittweise selbst von den Speiseresten, bis sie zuletzt wieder sauber und auch der Geschmack der Mahlzeit im Mundraum verflogen ist. Diese Selbstreinigung wirkt allerdings nicht nur im Mund, sondern ganz ähnlich im gesamten Verdauungsapparat.

Allerdings: Wenn sich viele Giftstoffe im Bindegewebe ablagern, „verschlackt" dieses. Durch die Verschlackung, die sich ja über einen längeren Zeitraum anstaut, wird der Mechanismus der Selbstreinigung behindert. Es können sich zudem immer wieder neue Ablagerungen im Verdauungsapparat festsetzen, die letztlich den gesamten Verdauungsprozess behindern. Durch das Bittersalz, das intensive Trinken und nicht zuletzt durch das Basenpulver werden diese Ablagerungen während der Mayr-Therapie ausgewaschen, sodass sich die Selbstreinigung langsam wieder einpendeln kann. Es ist aber weder sinnvoll noch wünschenswert, den Verdauungsapparat durch ständigen Gebrauch von Bittersalz zu reinigen. Das Ziel ist vielmehr, dass der einmal „durchgeputzte" Verdauungsapparat nun seine natürlichen Aufgaben wieder selbst wahrnimmt, sich selbst reinigt und sauber halten kann. Die Moderne Mayr-Therapie ist nur das regelmäßig notwendige „Großreinemachen", das im Sinne des VIVAMAYR-Prinzips von Zeit zu Zeit eben unerlässlich ist.

Warnsignale der Verschlackung

Bei Bedarf kann der Organismus eine Reihe von „Notventilen" zur Ausscheidung von Giftstoffen heranziehen. Dies ist bei einem Infekt zum Beispiel die Nasenschleimhaut, die dann vermehrt Sekret produziert. Bei Schnupfen werden die von Bakterien oder Viren gebildeten Gifte über dieses Sekret eliminiert.

Auch über die Schleimhaut des Urogenitaltraktes kann Ausscheidung erfolgen. So gesehen ist die Monatsblutung der Frau eine regelmäßige Entgiftung. Tatsächlich trägt diese dazu bei, das Risiko von Herz-Kreislauf-Erkrankungen niedriger als jenes von Männern zu halten, solange die monatliche Blutung stattfindet. Erst ab der Menopause gleicht sich das Risiko dem des Mannes an.

All diese „Notventile" sind im Erkrankungsfall Hinweise auf spezielle Belastungen. Sie können durch gezielte therapeutische Maßnahmen aber unterstützt werden.

Sinnvolle ergänzende Maßnahmen zur Modernen Mayr-Therapie

Durch die Mayr-Therapie werden bei jedem Einzelnen die Selbstheilungskräfte angeregt. Gesundung und Regeneration erfolgen somit nachhaltig und einzigartig. Ergänzende Maßnahmen zur Modernen Mayr-Therapie müssen diese Vorgänge unterstützen.

Ergänzende Therapien haben dort Sinn, wo

- Ausscheidung und Entgiftung unterstützt werden,
- Therapieblockaden gelöst werden,
- Defizite ausgeglichen werden,
- regulierend im Sinne der Gesundung eingegriffen wird,
- emotional-psychische Probleme und Blockaden gebessert werden.

Selbstverständlich wird der Mayr-Arzt alle Maßnahmen ergreifen, um Erkrankungen zu verhindern. Die therapeutische Entscheidung bleibt aber im Einzelfall ihm vorbehalten.

Entgiftungsfördernde Maßnahmen

Wie bereits erwähnt erfolgt die Entgiftung bzw. Entschlackung über verschiedene Organsysteme. Beschwerden treten auf, wenn die Ausscheidungen ins Stocken geraten oder einzelne Organe überfordert werden. Hier erfolgt dann die vermehrte Ausscheidung über andere Systeme. Ein chinesisches Sprichwort lehrt: „Was über Darm und Nieren nicht ausgeschieden wird, verlässt über Lunge und Haut den Körper". Auf diesem Weg kann es zu unerwünschten Reaktionen kommen. Daher ist es manchmal sinnvoll, die Ausscheidungen über den Darm besonders zu fördern.

Colon-Hydro-Therapie (CHT)

Die Colon-Hydro-Therapie zeigt eine erhöhte Wirkung im Vergleich zum weiter vorne beschriebenen Einlauf. Dabei wird über ein Darmrohr Wasser in den Dickdarm geleitet. Menge und Temperatur können individuell geregelt werden. Idealerweise

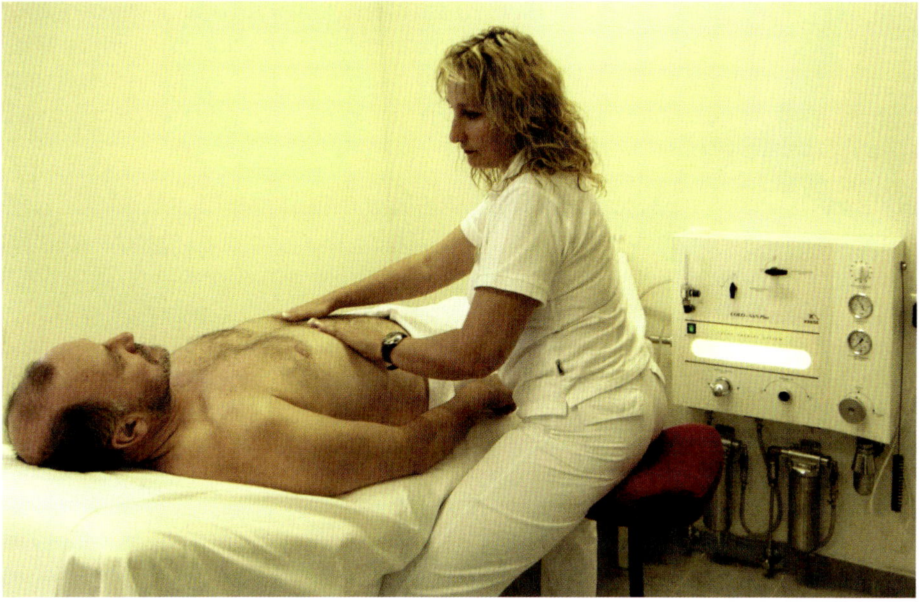

wird während der CHT auch der Bauch behandelt. Hiermit lässt sich eine schonende, aber effektive Reinigung des Dickdarms erzielen. Die CHT wird heute vielfach im Rahmen einer Modernen Mayr-Therapie durchgeführt, sie kann Letztere aber nicht ersetzen. Die CHT wird im Einzelfall vom Mayr-Arzt verordnet. Häufig wiederholte Anwendungen führen zum gegenteiligen Effekt. Der Darm wird zunehmend träge und die Ausscheidungsfunktion lässt nach. Bei Entgiftungsreaktionen stellt sie bei genauer Indikationsstellung aber eine wertvolle Hilfe dar.

Förderung der Ausscheidung über Haut, Bindegewebe und Leber

Die Haut kann viele Giftstoffe abgeben. Alle Maßnahmen, die das Schwitzen fördern, helfen bei der Entgiftung. Dies kann aktiv über Bewegung erfolgen oder passiv durch Sauna oder Dampfbad. Die Bewegung hat den Vorteil, dass gleichzeitig Kohlensäure und andere gasförmige Säuren über die Lunge abgeatmet werden. Somit ist die Atmung der schnellste Weg, den Säure-Basen-Haushalt auszugleichen.

Auch Massagen helfen, über die Haut zu entgiften. Je nach Technik werden auch Ablagerungen im Bindegewebe mobilisiert oder die Ausscheidungsorgane über diverse Reflexzonen (Fuß, Rücken) angeregt. Massagen fördern auch die Sensibilität gegenüber dem eigenen Körper und dessen Signalen. Nützen Sie die Möglichkeit, wann immer Sie können.

Mit Bädern und Kneipp-Anwendungen wird ebenfalls gezielt über die Haut oder die Schleimhäute entgiftet. Wenn Sie nun glauben, das sind nur Möglichkeiten für stationäre Therapieeinrichtungen, dann täuschen Sie sich: Die Kneippgüsse, das Reibesitzbad nach Kuhne oder ein „Auslaugebad" kann leicht zu Hause durchgeführt werden. Die Anleitungen hierzu finden Sie beispielsweise im Buch „Blut- und Säfte-Reinigung", Haug Verlag. Ihr Mayr-Arzt wird Sie bei der Durchführung gern beraten.

Die Leber ist unser Haupt-Stoffwechselorgan. Durch feuchte Wärme von außen kann ihre Aktivität unterstützt werden. Füllen Sie heißes Wasser in eine Wärmflasche, legen Sie ein feuchtes Tuch auf den rechten Rippenbogen (Lebergegend), die Wärmflasche darüber und legen Sie sich damit beispielsweise vor dem Essen oder abends für 20 bis 30 Minuten zur Ruhe. Dies entspannt und bereitet gleichzeitig mittags den Stoffwechsel auf das Essen vor.

Bei allen Maßnahmen muss der Schoncharakter berücksichtigt werden. Oft ist weniger mehr. Jede Therapie, die zur Überforderung führt, vor allem zu intensive Bewegung oder Sauna, ist zu vermeiden. Überforderung bewirkt das Gegenteil von dem, was wir erreichen wollen, nämlich die effiziente Ausscheidung von Giftstoffen aus unserem Körper.

Beseitigung von Therapieblockaden

Manche Beschwerden werden nicht besser, weil Störfelder die Genesung verhindern. Dies können Narben nach Operationen, chronische Entzündungen wie zum Beispiel Mandelentzündungen oder Nebenhöhlenentzündungen, die Zähne oder aber der Darm selbst sein. Solche Störfelder lassen sich mittels der Funktionellen Myodiagnostik rasch und einfach herausfiltern. Ihre Behandlung erfolgt beispielsweise durch Injektion an der Narbe oder am beherdeten Zahn. Die Beseitigung von Therapieblockaden führt oft als „Sekundenphänomen" zur augenblicklichen Beschwerdefreiheit.

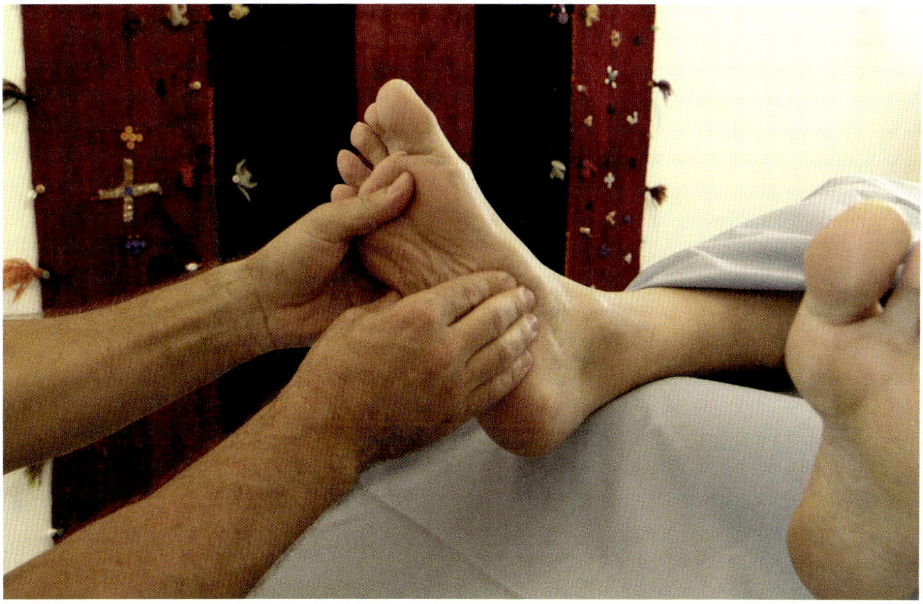

Homöopathie als Regulationsmaßnahme

Die Homöopathie gilt als klassische Regulationstherapie. Durch geeignete homöopathisch zubereitete Arzneien wird der Stoffwechsel zur Regulation und damit zur „Selbstheilung" angeregt. Sie erfordert Erfahrung und Kenntnis der Arzneimittelbilder. Richtig eingesetzt ist die Homöopathie eine ideale Ergänzung zur Mayr-Therapie. Durch Verbesserungen im Rahmen einer Mayr-Therapie treten die für die homöopathische Arzneifindung wichtigen Symptome klarer zutage. Auch die Wirkung der Arzneien ist in einem durch die Mayr-Therapie gereinigten Organismus um vieles besser.

Emotional-psychische Beschwerden

Durch und während einer Mayr-Therapie ist man mit Situationen konfrontiert, die man im Alltag nicht wahrnimmt. Man hat auch Zeit, etwas für sich zu tun. Man spürt, wie notwendig und wichtig die Regeneration und Entspannung ist. Was liegt also näher, als einzelne Entspannungstechniken selbst auszuprobieren oder zumindest die Grundzüge zu erlernen. Autogenes Training, Progressive Muskelrelaxation nach Jacobson, Tai-Chi, Qigong, Feldenkrais oder Yoga – jeder tendiert zu einer anderen Technik. Alle können jedoch helfen, auch später im Alltag zur richtigen Entspannung zu finden. In stationären Einrichtungen werden Entspannungstechniken vielfach angeboten. Im ambulanten Bereich müssen Sie sich selbst darum bemühen, aber es lohnt sich.

Die seelische Reinigung während der Mayr-Therapie ist eine Selbstverständlichkeit. Seelische Krisen treten beim Einzelnen oft unvermittelt auf. Er ist in der Regel nicht darauf vorbereitet. Das Gespräch mit dem Mayr-Arzt hilft: Sprechen Sie Ihre Sorgen und Ängste an, wenn er Ihnen nicht zuvorkommt. Oft kann durch eine geringe Intervention viel erreicht werden. Auch Bachblüten helfen, das emotionale Gleichgewicht wiederzufinden.

Schulung der Esskultur

Vieles, was wir heute über (Er)Lernen und Schulung wissen, stammt aus der modernen Hirnforschung. Diese revolutioniert nicht nur unser medizinisches Verständnis über die Funktion des Gehirns; da wesentliche Erkenntnisse der Hirnforschung auch durch Studien am Verdauungsapparat gewonnen werden konnten, treffen sie naturgemäß auch auf den Darm zu. Unser „Bauchhirn" besitzt nämlich ähnlich viele Nervenzellen, die gleichen Botenstoffe und hat die gleichen Verknüpfungen der Nervenzellen wie unser Kopfhirn, wie man heute weiß.

Die Kernaussage „Das Gehirn arbeitet so, wie wir es benützen" kann also vollständig auf unseren Verdauungsapparat umgelegt werden. Seine Funktion(-stüchtigkeit) wird durch unser Verhalten bestimmt. Das heißt aber, dass auch unsere Esskultur ein entscheidender Faktor ist. Und genau darum geht es in der Modernen Mayr-Therapie: das (Wieder)Erlernen einer gesunden Esskultur.

Um den Verdauungsapparat wieder zu seiner optimalen Leistungsfähigkeit zu führen, beinhaltet die Moderne Mayr-Therapie folgende Prinzipien:

1. Nehmen Sie sich genügend Zeit zum Essen. Um die Speisen wirklich genießen zu können, brauchen Sie mindestens eine halbe Stunde Zeit pro Mahlzeit. Ein liebevoll gedeckter Tisch und appetitliches Anrichten der Speisen unterstützt das positive Gesamtbild.
2. Gutes Kauen und Einspeicheln ist die Grundvoraussetzung für alle Verdauungsvorgänge.
3. Achten Sie darauf, dass genügend Zeit zum Verdauen bleibt. Verzichten Sie hierfür auf Zwischenmahlzeiten. Zwischen den einzelnen Mahlzeiten sind mindestens 4 bis 5 Stunden Nahrungsverzicht notwendig, um die Speisen vollständig verdauen zu können.
4. Das Abendessen sollte besonders leicht bekömmlich zubereitet und möglichst früh gegessen werden. Während der Modernen Mayr-Therapie wird oft gänzlich auf eine Abendmahlzeit verzichtet.
5. Genießen Sie die einzelnen Mahlzeiten und beenden Sie diese, wenn es am besten schmeckt – das heißt, wenn ein leichtes Sättigungsgefühl eintritt.
6. Getrunken wird zwischen den Mahlzeiten. Vor allem nach dem Essen sollte mindestens eine Stunde vergehen, ehe Sie wieder Flüssigkeit zuführen.
7. Wer sich körperlich, geistig und seelisch übermüdet zum Essen setzt, muss damit rechnen, dass auch die Leistungsfähigkeit seines Verdauungsapparates reduziert ist. Daher sollte die Speisenauswahl dieser Situation angepasst werden. Diese Regel gilt besonders im Alltag.

Die Einhaltung dieser einfachen Regeln ist für alle Formen einer Modernen Mayr-Therapie wichtig. Sie sind sogar der entscheidende Faktor. Es ist nämlich einerlei, ob der Einzelne dies im Rahmen einer Intensivdiät, einer Milden Ableitungsdiät oder einer Sonderdiät praktiziert. Die Diät ist nur Mittel zum Zweck. Das Wiedererlernen der Esskultur hilft uns schließlich, im Alltag gesund zu bleiben.

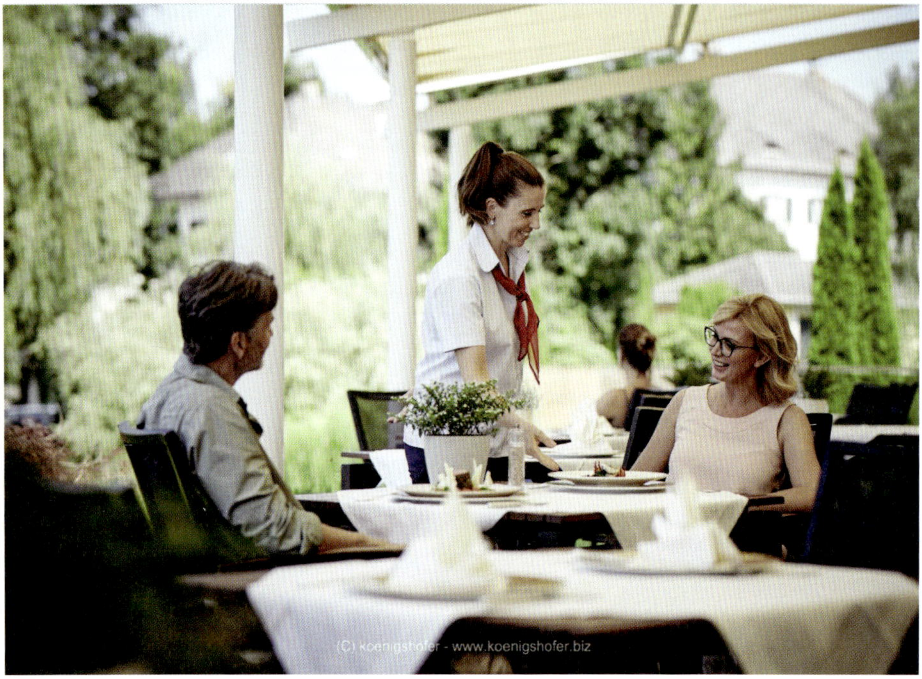

Training der Esskultur

Sobald wir die Speisen geschluckt haben, erfolgt die chemische Verdauung durch unser vegetatives Nervensystem. Wenn der Verdauungsapparat so funktioniert, wie wir ihn benützen, so haben wir mit der Esskultur auch die Möglichkeit zur bewussten Einflussnahme. Es ist aber auch klar, dass unser persönliches Training Zeit braucht, um zur Selbstverständlichkeit zu werden. So gesehen ist die Zeit der Modernen Mayr-Therapie auch eine Übung zur Selbstdisziplin. Wir legen alte Gewohnheiten beiseite und erlernen neue Essgewohnheiten, bis sie in „Fleisch und Blut" übergegangen sind. Je besser wir dies während der Modernen Mayr-Therapie trainieren, desto länger wird der Erfolg im Alltag andauern. Dieses Training wird von jedem Patienten selbst durchgeführt. Es ist nicht delegierbar. Der Arzt ist auch hier nur Begleiter. Der geschulte Mayr-Arzt wird jedoch zur Unterstützung eine manuelle Bauchbehandlung durchführen.

Die ärztliche Bauchbehandlung

Es handelt sich hierbei um eine spezielle Behandlung primär des Bauches, allerdings mit Auswirkungen auf den gesamten Organismus. Durch die ärztliche manuelle Bauchbehandlung wird der Verdauungsapparat in all seinen Funktionen unterstützt und geschult. Der Mayr-Arzt spürt, welche Abschnitte des Verdauungsapparates noch nicht „in Ordnung" sind und einer besonderen Behandlung bedürfen. Hier wird dann durch sanfte, zum Teil rhythmische Bewegungen die Ausscheidung angeregt. Oft merkt man diesen Effekt unmittelbar anhand der zunehmenden Darmgeräusche. Weiters wird auch die Durchblutung im Darm angeregt. Dadurch kommt es zu einem verbesserten Abtransport der Schlacken über die Lymphe des Bauchraums. Dies reduziert auch die Entzündungsneigung. Gleichzeitig wird mehr sauerstoffreiches Blut zu den Zellen des Darms gebracht. Davon profitieren die Verdauungsdrüsen und ermöglichen eine bessere Verdauungsleistung.

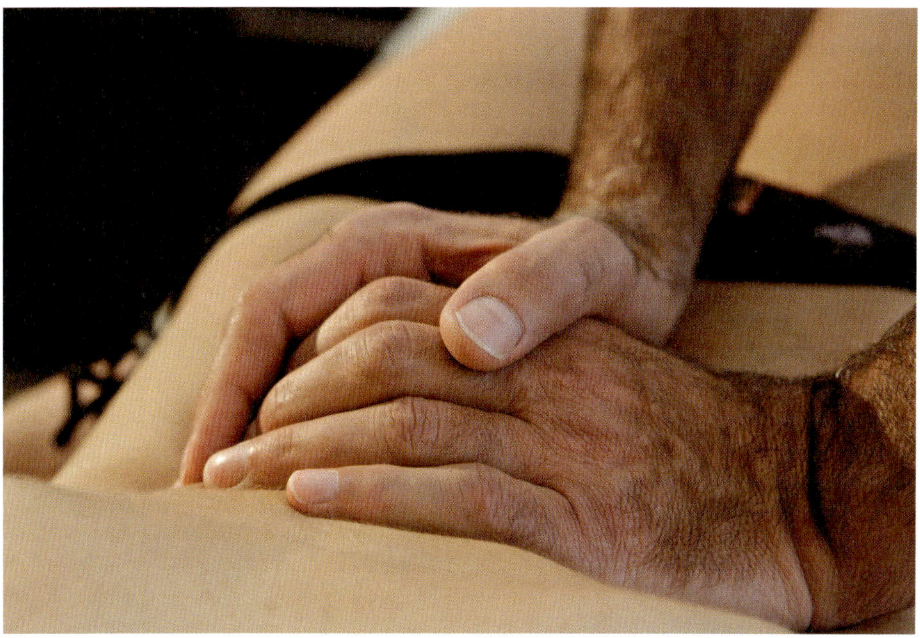

Mit der ärztlichen manuellen Bauchbehandlung lassen sich mehrere **Wirkungen** erzielen:

- **Anregung der Verdauungstätigkeit**

Durch die sanfte Behandlung des Bauches wird der Transport des Darminhaltes angeregt. Dabei erkennt der Mayr-Arzt, wo Verkrampfungen oder Hindernisse vorhanden sind und löst diese auf. Das führt zu einer verbesserten Ausscheidung von Darmgiften. Aber auch die Aufnahme wichtiger Nährstoffe aus dem Darm wird angeregt.

- **Verbesserung der Durchblutung im Bauchraum**

Durch die Behandlung werden Blut und Lymphe gleichermaßen besser zirkulieren. Der Abtransport von Schlacken über das Blut und die Lymphe reduziert die Entzündung im Verdauungsapparat. Gleichzeitig wird mehr frisches Blut herangebracht; dies ist Teil der Reinigung und Regeneration.

- **Anregung der Verdauungsdrüsen**

Die nun verbesserte Stoffwechselsituation wirkt sich unmittelbar auf die Funktion und Leistung der Verdauungsdrüsen – Leber und Bauchspeicheldrüse – aus. Stauungen lassen nach, die Verdauungssäfte fließen qualitativ und quantitativ besser.

- **Verbesserte Atmung**

Ein Teil der manuellen Bauchbehandlung erfolgt im Atemrhythmus. So wird auch die Atemfunktion unterstützt. Mehr Kohlendioxid-Abgabe bedeutet mehr Entgiftung; mehr Sauerstoff-Aufnahme bedeutet letztlich besseren Zellstoffwechsel.

- **Optimierung des Stoffwechsels**

Verbesserte Durchblutung mit verbesserter Atemfunktion führt zu einer Optimierung des gesamten Stoffwechsels. Dies ist umgehend an einer verbesserten Spannkraft der Haut erkennbar (Gesicht, Hände). Die verbesserte Durchblutung zeigt sich an einer gesünderen Hautfarbe. Letztlich werden in der Diagnostik nach Mayr die Verbesserungen im Detail erkennbar (siehe auch Kapitel 4).

- **Therapie, Diagnose und Führungsinstrument**

Durch die ärztliche manuelle Bauchbehandlung erfolgt immer auch gleichzeitig eine Kontrolle des Therapieverlaufs. So kann der Mayr-Arzt im Zuge der Behandlung feststellen, ob der Therapieerfolg den Erwartungen entspricht und gegebenenfalls

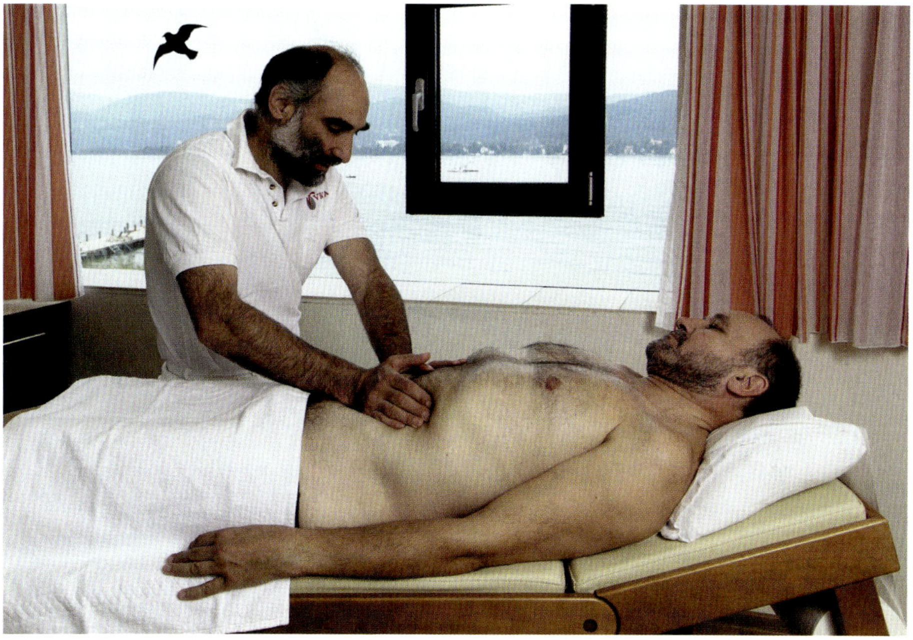

regulierend eingreifen, indem er die therapeutischen Maßnahmen inklusive Diät verändert bzw. anpasst. Der Mayr-Arzt erkennt, wo noch Unterstützung notwendig ist und bespricht die zu ändernden Maßnahmen mit dem Patienten. Auch alle Fragen, Sorgen und sonstigen Probleme von Seiten des Patienten können während der manuellen Bauchbehandlung in aller Ruhe besprochen werden.

In Summe ist die manuelle Bauchbehandlung ein wichtiger Bestandteil jeder Modernen Mayr-Therapie. Sie ist sowohl für den Verlauf als auch für den Erfolg der Therapie von Bedeutung und sollte im Zuge derer möglichst oft durchgeführt werden.

Sie wird vom speziell ausgebildeten Mayr-Arzt vorgenommen. Aufgrund der enormen Bedeutung für den Therapieverlauf bzw. -erfolg ist ein Delegieren der manuellen Bauchbehandlung nicht möglich. Auch sollte sie so oft wie möglich durchgeführt werden. Der Therapieverlauf lässt sich dadurch entscheidend verbessern.

Substitution von Mikronährstoffen

In den letzten Jahren ist die Substitution zur vierten wichtigen therapeutischen Maßnahme geworden. Wir verstehen darunter die ergänzende Zufuhr von Mineralstoffen, Spurenelementen und Vitaminen. Diese wurde von Linus Pauling als Orthomolekulare Medizin bezeichnet. Er definierte sie als „Therapie mit körpereigenen Stoffen zur Gesunderhaltung und Behandlung von Krankheiten".

Erhöhter Bedarf bei reduzierter Zufuhr

Im Idealfall würden wir mit unseren Lebensmitteln viele dieser für uns lebensnotwendigen Stoffe zuführen. Leider hat die Qualität unserer Lebensmittel in dieser Hinsicht deutlich nachgelassen. Oft ist nur noch ein Drittel der ursprünglichen Vitalstoffe in den Lebensmitteln enthalten. Die Art des Anbaus, aber auch die industrielle

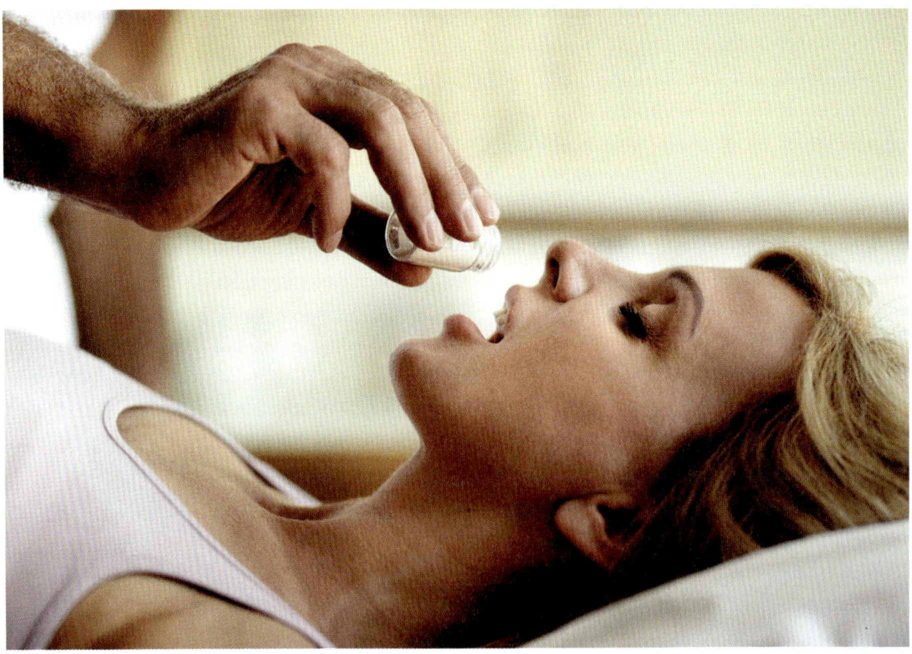

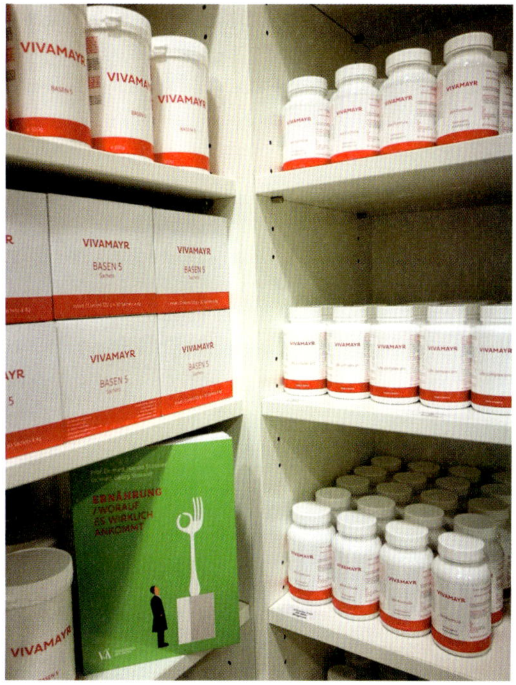

Zubereitung der Nahrungsmittel ist hierfür verantwortlich. Hinzu kommt, dass der Organismus diese Vitalstoffe durch die Zunahme der Belastungen, denen wir heute ausgesetzt sind, vermehrt benötigt und verbraucht. Sie sind nämlich notwendig, um den „Stress unserer Zeit" abzufangen. So finden wir uns heute in einer Situation wieder, in der die Nährstoffzufuhr reduziert, der Bedarf jedoch erhöht ist – ein Dilemma, mit dem der Stoffwechsel des Einzelnen oft nicht mehr zurechtkommt.

Nun haben wir mit der Modernen Mayr-Therapie eine ganz besondere Situation. Die Entgiftungsmaßnahmen verbrauchen zusätzlich Mineralstoffe, Spurenelemente und Vitamine. Bei der Elimination von Giftstoffen handelt es sich meist um Säuren. Diese müssen erst neutralisiert werden, um transportiert und ausgeschieden werden zu können. Viele der unangenehmen „Entgiftungsreaktionen" treten nur deshalb auf, weil der Organismus zu wenig von diesen Vitalstoffen zur Verfügung hat.

In der Modernen Mayr-Therapie erfolgt daher ein Ausgleich dieser Vitalstoffe. Allen voran ist die Basenzufuhr zu nennen, zum Beispiel in Form von Basenpulver. Aber auch andere Mineralstoffe wie Zink, Kalium oder Magnesium sind wichtig. Je nach individuellem Bedarf erfolgt deshalb eine Substitution – nach zuvor erhobenen Blutbefunden bzw. nach Testung mittels Funktioneller Myodiagnostik. Heute ist eine Moderne Mayr-Therapie ohne orthomolekulare Ergänzung undenkbar. Oft ist eine längerfristige Einnahme orthomolekularer Substanzen zum Ausgleich von Defiziten notwendig und sinnvoll. In manchen Fällen kann es notwendig sein, den Ausgleich rasch, und zwar in Form von Infusionen, durchzuführen. Der Mayr-Arzt entscheidet hier je nach Beschwerdeart über die individuelle Therapie.

Die Zeit als Faktor der Genesung

„Die Zeit heilt alle Wunden“, besagt ein Sprichwort. Auch die Moderne Mayr-Therapie braucht Zeit, um erfolgreich sein zu können. Verhaltensweisen, die sich über viele Jahre etabliert haben, werden meist nicht über Nacht verändert. Ein neues Ernährungsverhalten muss man aktiv erlernen und immer wieder „üben“, bis es von sich selbst heraus gelebt werden kann.

Wir müssen also davon ausgehen, dass für eine Moderne Mayr-Therapie einige Wochen einzuplanen sind. Eine Zeit, in der sich naturgemäße Rhythmen – Tages-, Wochenrhythmus – wieder etablieren können und wir ein Gefühl für längerfristige Rhythmen wie den Jahresrhythmus bekommen. Man weiß selbst genau, dass mit einer einmalig durchgeführten Modernen Mayr-Therapie nicht alle Beschwerden für immer verschwinden können und erkennt bald, dass eine regelmäßige Durchführung der Modernen Mayr-Therapie (zum Beispiel einmal jährlich) aktiv zur eigenen Gesunderhaltung beiträgt. Es ist die Investition in eine gesunde Zukunft.

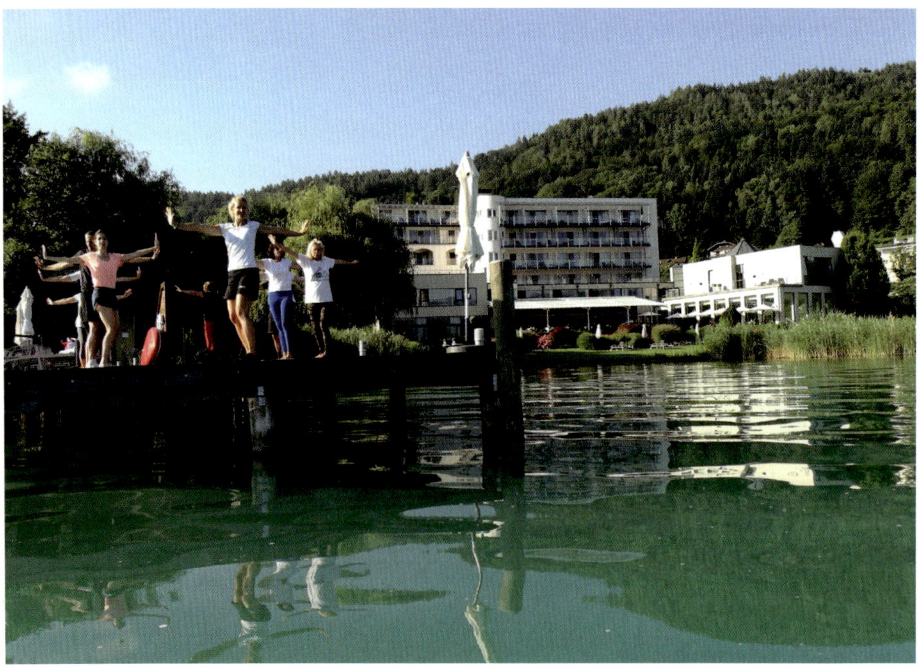

DER SANFTE ÜBERGANG IN DEN ALLTAG

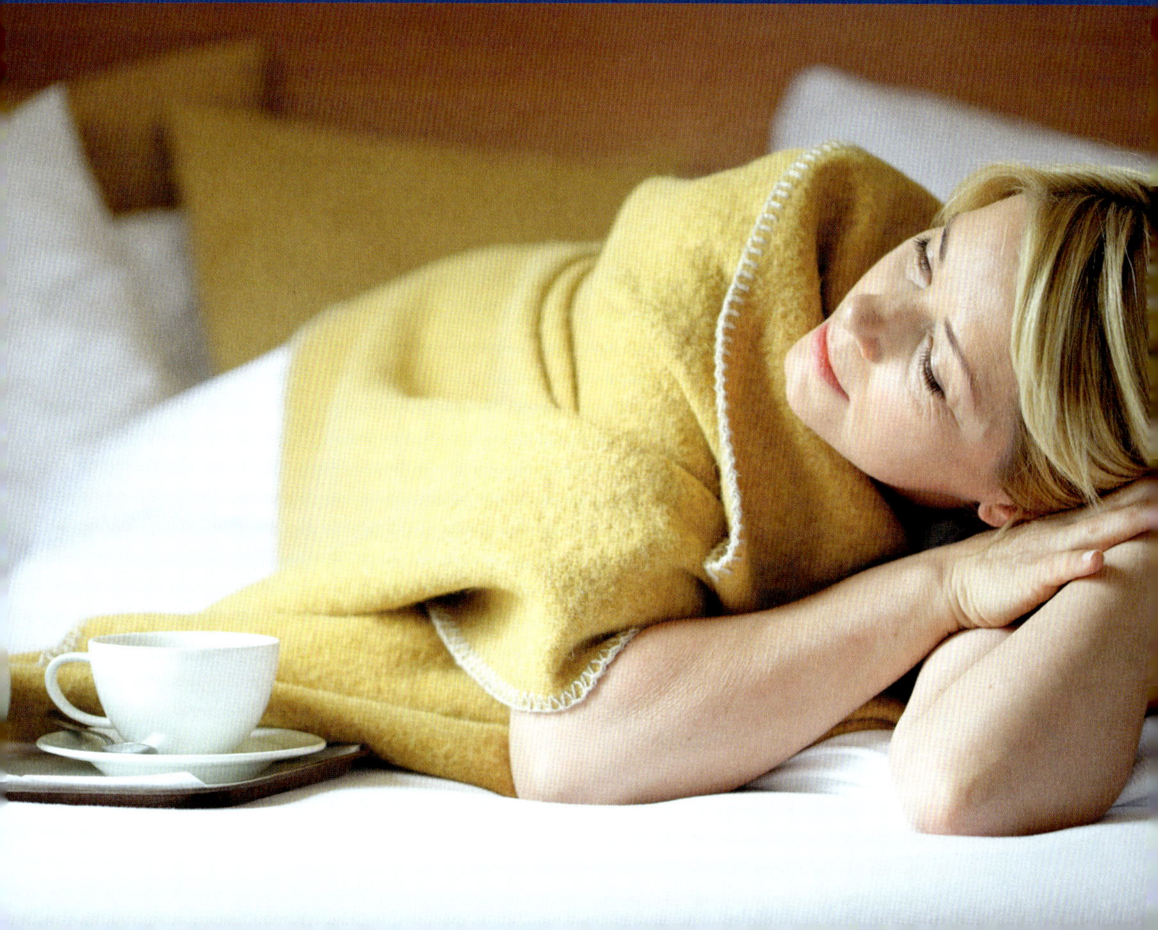

7

Der sanfte Übergang in den Alltag

Unterschätzen Sie nicht die Wichtigkeit der Übergangsphase von einer intensiveren Therapieform zur Alltagskost. Der Erfolg der Behandlung hängt unter anderem wesentlich davon ab, den Übergang sanft und richtig zu gestalten. Die schrittweise und vorsichtige Rückkehr zur Ernährung im Alltag ist dabei von entscheidender Bedeutung. Fehler in dieser Phase können leicht zu Unwohlsein führen und das Erreichen des Behandlungsziels gefährden. Betrachten Sie daher diese sensible Zeit noch als zu Ihrer Therapie gehörend.

Sanftes Ausleiten statt Fastenbrechen

Es ist vergleichsweise leicht, einen raschen Einstieg in eine strenge Diät oder sogar ins Fasten zu finden. Schon mehr Disziplin bedarf es, die neue Ernährungsweise über mehrere Wochen hinweg durchzuhalten. Die schwierigste Phase aber ist der vernünftige, richtig „dosierte" Übergang zur Normalkost, denn hier liegen große Gefahren und Fehlerquellen. Gerade in diesem Therapieabschnitt ist die Anleitung durch einen Mayr-Arzt besonders wichtig. Die diagnostischen Kriterien der Modernen Mayr-Medizin ermöglichen dem Therapeuten, den richtigen und individuell unterschiedlichen Zeitpunkt für den Wechsel in die nächste Diät- und Therapiestufe zu bestimmen. Wir sprechen daher nicht vom Fastenbrechen, sondern vom sanften Ausleiten.

Die Entdeckung der Langsamkeit

Die gesamte Moderne Mayr-Therapie erfolgt immer unter Rücksichtnahme auf den Körper. Betrachten Sie daher auch die Ausleitungsphase als zur Therapie gehörend. Der Übergang zur normalen Ernährung darf nicht zu schnell, bei manchen Menschen aber auch nicht zu langsam durchgeführt werden. Während eines vernünftigen Nahrungsaufbaus unter weiterer Einbeziehung der Heilprinzipien nach Mayr regeneriert und gesundet der Körper permanent weiter. Eine zu rasche Therapieausleitung hingegen könnte den endgültigen Erfolg empfindlich schmälern, weil man sich dem optimalen Gesundheitszustand nicht genügend annähert. Eine langsame Ausleitung hat außerdem den Vorteil, dass man die Zeit dazu nutzen kann, seine Ernährungsgewohnheiten nachhaltig auf etwas weniger und etwas leichtere Nahrung um- und einzustellen.

Risiken in der Ausleitungsphase

Da der sensibler gewordene Darm einer vorsichtig gesteigerten Belastung – und nicht der „Holzhammermethode" – bedarf, gerät er leicht durch (noch) zu Deftiges in Aufruhr und wehrt sich heftig dagegen oder gleitet sogar wieder in krankhaftes Verhalten ab. Eine gerade erst gesundete, zarte Schleimhaut verträgt eben noch keine scharfkantige, grobe Kleie, wie sie etwa für Vollwertnahrung charakteristisch ist. Die groben Spelzen (Zelluloseschale des Getreides) verletzen den Darm, wodurch Reizungen und lokale Entzündungen entstehen – der Krankheitsprozess beginnt von vorne.

Selbst nach einer mehrwöchigen, stationären Behandlung kann es bei Vorliegen lange Zeit bestehender, aber auch lange zurückliegender Erkrankungen zu Hause zu heftigen Reaktionen kommen. In solchen Fällen wäre es fatal, die Diätvorschriften zu entschärfen oder – in der Annahme, dass gerade die Diät die Symptome hervorgerufen hätte – sie sogar aufzuheben. Damit würde man dem Körper die Möglichkeit der Heilreaktion entziehen und das alte Leiden bliebe bestehen. Gerade das Gegenteil ist dann sinnvoll, nämlich die Rückkehr zu der zuvor durchgeführten intensiveren Diätstufe. Durch diese Art der Entlastung kann die gesamte Energie des Körpers auf rasche Heilung konzentriert werden.

Süchtig nach Fasten

Verdauungsschwache oder verdauungsgeschädigte Menschen fühlen sich unter monotoner Schonkost so wohl wie noch nie zuvor. Sie neigen dazu, viel zu lange bei strengeren Diätstufen zu bleiben und müssen geradezu gedrängt werden, ihren Magen-Darm-Trakt allmählich wieder zu belasten. Ein zu langsamer Aufbau lässt sie nämlich zunächst energetisch, dann auch substantiell verarmen. Der Körper beginnt dann, wichtige Körperbausteine abzubauen, um Energie gewinnen zu können.

Bedeutungsvoll ist für den Mayr-Arzt auch der Gehirnstoffwechsel. Während des Fastens und auch bei strenger Diät kommt es im Gehirn zu einer erhöhten Bildung sogenannter Endorphine. Endorphine sind die sogenannten „Glückshormone", die uns in einen euphorischen, leicht manischen Zustand versetzen können und von unserem Körper selbst gebildet werden. Sie haben eine stark schmerzstillende Wirkung (ähnlich Morphium) und sind an der Steuerung vieler vegetativer Funktionen wie der Aktivität des Magen-Darm-Traktes beteiligt. Und Fasten bzw. die Moderne Mayr-Therapie wirkt genau in diese Richtung. Besteht nun eine entsprechende Prädisposition, so kann Fasten süchtig machen (was übrigens der Begriff „Magersucht" gut zum Ausdruck bringt). Auch unter diesem Aspekt ist es besser und sogar notwendig, eine Moderne Mayr-Therapie nur unter Anleitung eines erfahrenen Arztes durchzuführen.

Stationär und ambulant kombinieren

In unserer schnelllebigen, hektischen Zeit werden stationäre Fastentherapien aus Zeitmangel meist nicht lange genug durchgeführt. Das steht im Gegensatz zu der Tatsache, dass unsere Regenerationsfähigkeit im Vergleich zu früheren Generationen stark abgenommen hat. Da die Umweltbelastungen stark zugenommen und unser Lebensstil inklusive der Ernährungssituation sich ebenfalls ungünstig entwickelt haben, verschlacken wir auch mehr und mehr und sollten mehr Zeit und Mühe aufwenden, uns von diesen Belastungen zu befreien. Diesem Erfordernis gilt es eigentlich durch längere, nicht kürzere, Therapieaufenthalte als früher Rechnung zu tragen.

Die Lösung liegt in der Kombination von stationärer Behandlung und nachfolgender langfristiger ambulanter Betreuung. Nur sie verspricht den größtmöglichen Erfolg.

Und genau deshalb haben wir auch das **VIVAMAYR-Prinzip** entwickelt: Hierdurch kann dieser Ansatz hervorragend umgesetzt werden. Im Bedarfsfall kann eine Milde Ableitungsdiät über mehrere Monate hinweg eingehalten werden. F. X. Mayr selbst behandelte seine Patienten in Karlsbad nicht selten von Frühling bis Herbst. Damit konnte er so tiefgreifende Stoffwechselumstellungen erzielen, dass der Erfolg über Jahre anhielt.

Schritt für Schritt zur Normalität

In den meisten Fällen beginnt der Kostaufbau mit einer kleinen Eiweißzulage jeweils zum Frühstück und zum Mittagessen (siehe auch „Erweiterte Intensivdiät", S. 76). Manchmal allerdings – etwa bei starker Gefäßverschlackung durch vorangegangene Eiweißmast – erscheint es zweckmäßiger, die Eiweißzulage durch Gemüseaufstriche zu ersetzen oder diese Stufe sogar zu überspringen und sofort Basensuppen zu verabreichen. Anschließend erfolgt die Milde Ableitungsdiät, die ja in drei Stufen mit jeweils unterschiedlicher Schonung eingeteilt ist (siehe auch S. 77). Es hat sich bewährt, jede Stufe mindestens eine Woche lang durchzuführen. Auch kann die dritte Stufe der Milden Ableitungsdiät problemlos für einen längeren Zeitraum durchgeführt werden, weil dadurch ein absolut schonender Übergang zur Normalkost gewährleistet wird. In jedem Fall dürfen Rohkostprodukte wie Salate und Obst erst zuletzt auf Ihrem Speisezettel erscheinen, denn diese sind am schwersten verdaulich und deshalb die größte Herausforderung für den nun regenerierten Darm.

Das „Ausschleichen" des Bitterwassers

Parallel zum Kostaufbau wird Ihnen der Mayr-Arzt die Reduktion – das „Ausschleichen" des Bitterwassers – empfehlen. Das Bitterwasser darf niemals von einem Tag auf den andern abgesetzt werden, sonst könnte sich der positive Effekt gleich einem Pendelschlag ins Gegenteil umkehren und zu einer Verstopfung führen.

Am besten ist es, wenn die Trinkmenge langsam reduziert wird. Entweder Sie bereiten das Bitterwasser täglich in gewohnter Weise zu, reduzieren jedoch die Trinkmenge, indem Sie Tag für Tag einen Schluck weniger davon trinken. Oder Sie geben bei gleicher Wassermenge etwas weniger Bittersalz zum Auflösen dazu. Wie rasch Sie dabei reduzieren können, hängt von Ihrer individuellen Darmtätigkeit ab. Kriterium ist die tägliche Darmentleerung. Funktioniert diese problemlos, so können Sie die Bitterwassermenge rascher verringern. Nachdem in der Ausleitungsphase das Bittersalz reduziert und die Auswahl der Speisen gleichzeitig immer anspruchsvoller wird, kommt es fast ausnahmslos dazu, dass der Darm seine natürliche Tätigkeit wieder rasch und zuverlässig aufnimmt – meist sogar besser und intensiver als zuvor.

Das Bitterwasser unbegrenzt und unüberlegt für lange Zeit weiter einzunehmen wäre ein Fehler, weil es den Verdauungsapparat nicht dazu erziehen würde, wieder selbst tätig zu werden. Sollten Sie nach der Durchführung der Modernen Mayr-Therapie im Alltag Schwierigkeiten mit dem Stuhlgang haben, greifen Sie bitte nicht eigenmächtig zum Bittersalz. Stattdessen sollten Sie zunächst einfach Ihre tägliche Trinkmenge erhöhen und schon am Morgen auf nüchternen Magen ein Glas lauwarmes Wasser trinken. Achten Sie auf ausreichende Bewegung und gute Bauchatmung. Bei ungenügendem Erfolg wird Ihnen Ihr Mayr-Arzt Bitterstoffe empfehlen und eventuell weitere manuelle Bauchbehandlungen anschließen.

Ersetzen oder absetzen?

Die Substitution der orthomolekularen Substanzen sollte grundsätzlich über einen längeren Zeitraum erfolgen. Art und Menge richtet sich dabei nach dem individuellen Bedarf und der persönlichen Belastung bzw. dem Erkrankungsbild. Vielfach wird es notwendig sein, die Einnahme langfristig fortzusetzen. Vor allem die Einnahme des Basenpulvers muss während des langsamen Übergangs in den Alltag fortgesetzt werden, da in diesem Zeitraum immer noch Ausscheidungsvorgänge stattfinden. Die einzunehmende Menge wird natürlich an den persönlichen Bedarf angepasst, für viele ist aber die langfristige Einnahme zumindest einmal täglich zu empfehlen. Vor allem für Berufstätige gestaltet es sich oftmals extrem schwierig, den Basenbedarf nur mit Hilfe der täglichen Nahrung zu decken, selbst wenn gewissenhaft versucht wird, den Speisenplan mit Rücksicht auf ein ausgeglichenes Säure-Basen-Verhältnis zusammenzustellen. Mit einer unterstützenden Zufuhr an Basen in geringer Menge befindet man sich stets auf der sicheren Seite. Auch verschiedene andere Mineralstoffe oder Vitamine können – stets nach Rücksprache mit Ihrem Arzt – noch einige Zeit substituiert werden.

MODERNE MAYR-MEDIZIN UND DEREN EINFLUSS AUF GEIST UND SEELE

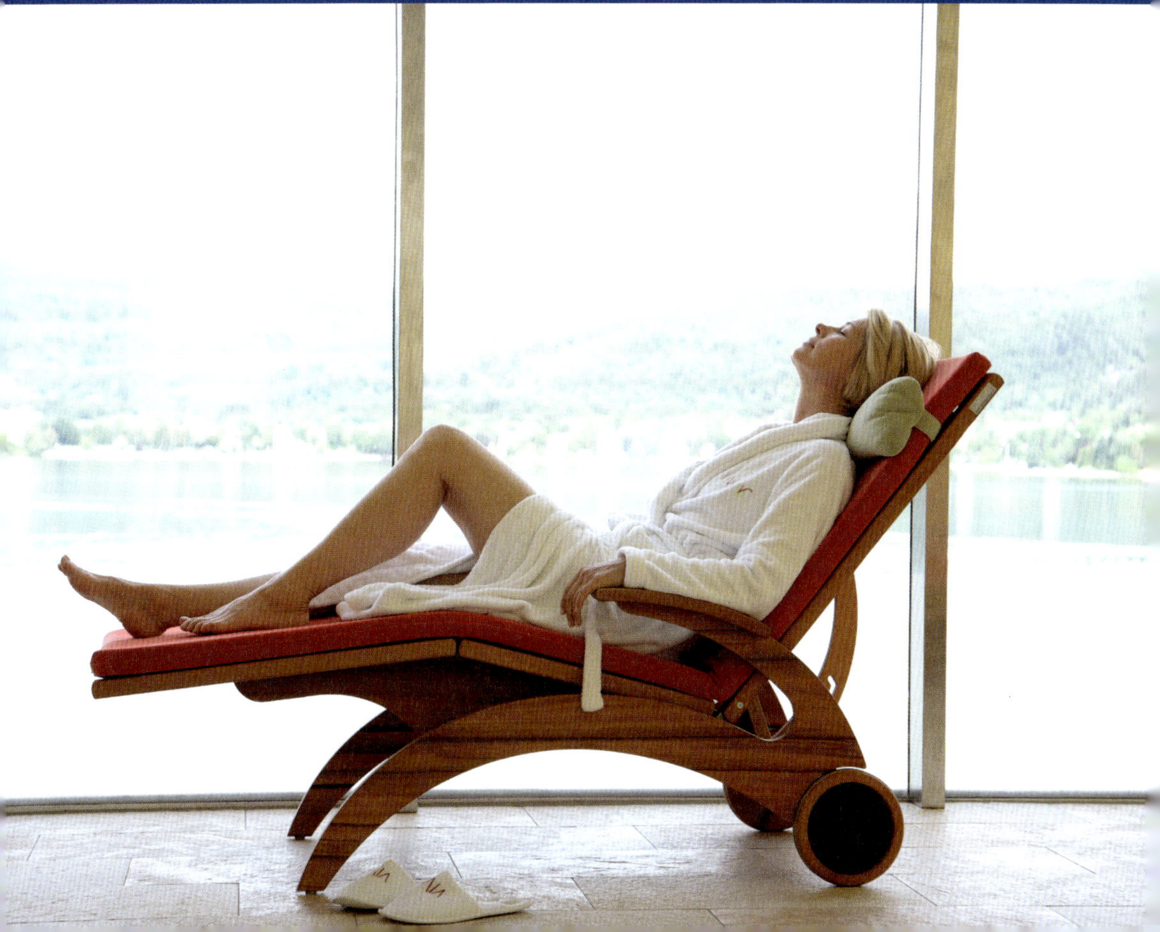

8

Moderne Mayr-Medizin und deren Einfluss auf Geist und Seele

Die Moderne Mayr-Medizin greift intensiv in den Bereich von Geist und Seele ein. Auch deswegen wird sie seit Jahrtausenden von allen Weltreligionen empfohlen. Fasten setzt die Bereitschaft voraus, sich diesem intensiven Erlebnis zu stellen. Wenn Sie dabei eine positive Grundhaltung einnehmen, werden Sie Erkenntnisse gewinnen, die es Ihnen erleichtern, eventuelle Probleme in Ihrem Leben zu analysieren. Vielleicht gelangen Sie sogar zu neuen Lebensansätzen für Ihren Alltag. Es ist die Aufgabe Ihres ärztlichen Begleiters, Ihnen zu helfen, eventuell auftauchende seelische Krisen aufzufangen und eine übertriebene Fasteneuphorie im Sinne der Fastensucht zu vermeiden.

Sich bewusst auf den Weg einlassen

Bereits vor Beginn der Mayr-Therapie sollte Ihnen bewusst sein, dass diese Methode der Entgiftung nicht nur den Körper betrifft. Vielmehr wirkt sie auch reinigend und befreiend auf Geist und Seele. Diese Veränderung wird sich wiederum auch günstig auf die körperliche Befindlichkeit auswirken. Es ist ein Charakteristikum ganzheitlicher Heilmethoden wie jene der Modernen Mayr-Medizin, dass sie immer Körper, Geist und Seele als Einheit einbeziehen und keinen der drei Teile isoliert betrachten oder behandeln. Analog dazu wird der Mayr-Arzt in der Diagnostik auch sein Bild vom emotional-seelischen Zustand seines Patienten einfließen lassen und seine therapeutischen Empfehlungen darauf abstimmen.

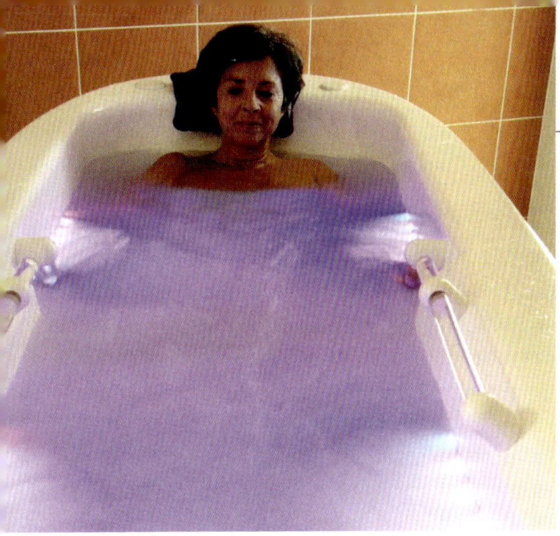

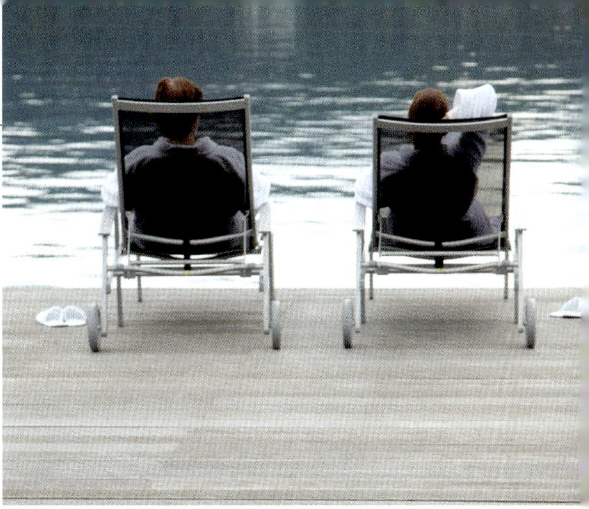

Vertrauen in die Moderne Mayr-Medizin

Beginnen Sie erst mit der Schonungsphase, wenn Sie bereit sind, neben körperlichen Reaktionen auch intensive Änderungen Ihrer Gefühlslage zu durchleben. Diese unterliegen natürlich keiner starren Gesetzmäßigkeit. Zeitpunkt des Auftretens, Intensität und Häufigkeit sind individuell sehr verschieden, sodass sich nicht vorhersagen lässt, in welcher Phase Sie mit ihnen rechnen müssen.

Informieren Sie sich so genau wie möglich über die Abläufe in der Modernen Mayr-Medizin, über die Funktion Ihres Verdauungsapparates und der inneren Organe und über den Weg hin zur Gesundheit. Beraten Sie sich auch mit Ihrem Mayr-Arzt. Wenn Sie danach überzeugt sind, dass dies für Sie der richtige Weg sein kann, beginnen Sie gemeinsam mit Ihrem in der Mayr-Medizin gut ausgebildeten Arzt vertrauensvoll mit der Therapie. Er wird Sie als verantwortungsbewusster „Bergführer" auf den Gipfel des Wohlbefindens und der Gesundheit führen. Gehen müssen Sie den Weg allerdings schon selbst, Schritt für Schritt – auch wenn er manchmal steil und steinig sein und Ihnen viel Disziplin abverlangen wird.

Deshalb ist es so wichtig, dass Sie immer das Ziel vor Augen haben, damit Sie nicht auf halbem Wege aufgeben, weil sich plötzlich Hindernisse auftun oder Sie die Kraft verlässt. Mit dieser Einstellung werden Sie am Ende den Gipfel erstürmen! Mit jeder Wiederholung wird Ihnen die Moderne Mayr-Therapie wesentlich leichter fallen. Viele Menschen sehnen sich mit der Zeit geradezu danach, eine solche Therapie einmal jährlich durchzuführen.

Freiwilliger Verzicht

Hunger ist im Allgemeinen kein freiwilliger Zustand. Vielmehr bedroht er den Körper in seiner gesamten Existenz, da die Gefahr des Hungertodes besteht. Der Organismus gerät dabei rasch in „Panik" und verbrennt – um die lebensnotwendigen Funktionen aufrechterhalten zu können – relativ rasch wichtige Stoffe, etwa Struktureiweiß. Viele Fastengegner weisen demgemäß auf bedrohliche Stoffwechsel-Entgleisungen hin, die bei stationär behandelten Patienten mit Nulldiät beobachtet wurden. Diese Form der Therapie ist allerdings nicht mit einer Modernen Mayr-Therapie zu vergleichen; oft waren diese Patienten bereits vor Beginn der Nulldiät nur unzureichend, wahrscheinlich meist gar nicht über die Vorgänge in ihrem Körper aufgeklärt worden. Sie hatten also keine Chance, sich geistig bzw. seelisch darauf einzustellen und vorzubereiten. Vor allem wurde der wesentliche Unterschied zwischen Fasten und Hungern nicht berücksichtigt, sodass der Organismus in einen Stresszustand versetzt wurde. Denn: Fasten ist immer eine freiwillige Maßnahme.

Der Fastende verzichtet auf etwas zeitweilig Entbehrliches – die gewohnte Nahrung –, um sich quasi im Austausch als Einheit von Körper, Geist und Seele zu erfahren und neu kennenzulernen. Diese positive Erwartungshaltung ist wesentliche Voraussetzung dafür, dass sich der Körper „die Mühe macht", Schlacken aus weit entfernten Deponien – z. B. aus den kleinen Fingergelenken oder dem Großzehengrundgelenk – in die Leber zu transportieren, um sie für den täglichen Energiebedarf bereitzustellen. Es ist geradeso, als ob man im Gehirn den Schalter „Fasten" umlegen würde. Und sofort beginnt der Körper zu entgiften, zu entsäuern, sich zu reinigen. Dabei ist die Mobilisation nicht auf körperliche Ablagerungen beschränkt. Auch emotionale Schlacken und Gifte werden mobilisiert und quasi über Bord geworfen. Das ist Teil der emotional-seelischen Entgiftung.

Die geistige Herausforderung

Zunächst bedarf es schon, wie beim Sprung vom Dreimeterbrett, der Überwindung einer kleinen „Angstschwelle", wenn man freiwillig für eine bestimmte Zeit mehr oder weniger auf Nahrung verzichtet. Denn was für unsere Vorfahren noch selbstverständlich war, nämlich abhängig von den Jahreszeiten wesentliche Nahrungsmittel entbehren zu müssen, ist uns längst fremd geworden. In der modernen westlichen Welt steht zu jeder Jahreszeit jedes Lebensmittel zur Verfügung. Wir sind auf Konsum, nicht auf Verzicht eingestellt. Dies ist nicht unbedingt zu unserem Besten, weil der Körper zur Gesunderhaltung auch gewisse Schonzeiten benötigt. Es gilt, sich dessen wieder bewusst zu werden und danach zu handeln; eben freiwillig die Nahrungsaufnahme zu drosseln.

Ein neues Körpergefühl

Ist eine entsprechende Fastenbereitschaft vorhanden, so stellt sich häufig rasch ein leichtes, frohes Körpergefühl ein. Die Schonung im Magen-Darm-Bereich wirkt – trotz anfangs eventuell verstärkt auftretender Müdigkeit oder anderer „Rückvergiftungserscheinungen" wie Kopfschmerzen und Übelkeit – meist gegen Ende der ersten Woche geradezu erfrischend. Viel Bewegung in frischer Luft, Ruhe und Entspannung, ein gutes Buch, schöne Musik, Meditation oder Gebet fördern ebenfalls den Schlackenabbau im Körper.

Sich dem Kommenden stellen

Mit der Umstellung des Körpers auf eine Art „Selbstversorgung" durch den Abbau entbehrlicher, teilweise sogar schädlicher Körpersubstanzen mag sich manchmal eine bedrückende Niedergeschlagenheit beim Fastenden einstellen. Persönliche Fragen und Sorgen gewinnen eine starke, manchmal belastende Präsenz. Weit zurückliegende, verdrängte Erlebnisse werden aus dem Unterbewusstsein in die Gegenwart unserer Gefühle gespült und schreien nach Aufmerksamkeit. Sie jetzt wieder wegzuschieben, sie ignorieren und vergessen zu wollen wäre ein großer Fehler und eine vertane Chance.

Im Fasten sind uns tiefere Bewusstseinsebenen zugänglich als im Alltagsleben. Jetzt können Sie einerseits Ihr wirkliches Wollen und Ihre Bedürfnisse konkreter wahrnehmen, andererseits Konflikte viel objektiver beurteilen und praktikable Lösungswege leichter erkennen. Dies ist eine einmalige Gelegenheit: Entsorgen Sie Ihren „seelischen Müll" rückstandsfrei und dauerhaft.

Aufbruch zu neuen Ufern

Nach Abschluss der ersten Reinigungsphase des Körpers erwacht mit zunehmendem körperlichen Wohlbefinden eine große Seelenruhe. Die Vergangenheit tritt stärker in den Hintergrund. Aus diesem neugewonnenen Abstand erwächst die Bereitschaft und Fähigkeit zu Korrekturen. Die Zukunft verliert ihre unberechenbare Bedrohlichkeit. Die wohltuende Abgerücktheit von Vergangenheit und Zukunft gibt Raum, sich den Sinnfragen des Lebens zu stellen. Möglicherweise werden Sie während einer Mayr-Therapie einschneidende Veränderungen für Ihr weiteres Leben beschließen. Sei es, dass Sie berufliche Tätigkeiten, welche fast ausschließlich auf Gelderwerb ausgelegt sind, als innerlich unbefriedigend und krankmachend erkennen und verändern; sei es, dass Sie bisher scheinbar unlösbare Probleme im privaten Bereich bewältigen. Gleichzeitig werden zuweilen tief verschüttete, schöpferische Kräfte wach. Eine gereinigte Seele ist offen für die Eindrücke des Lebens, bereit sich selbst zu finden und zu neuen Ufern aufzubrechen.

Das Glück des Fastens

In vielen Fällen kommt es, wenn die körperliche und seelische Reinigung weit genug gediehen ist, zur sogenannten **Fasteneuphorie**. Die Leichtigkeit des Körpers, die Mühelosigkeit jeder Bewegung und die Klarheit im Denken wirken einfach beflügelnd. Manch Fastender fühlt sich so wohl wie noch nie zuvor und muss regelrecht dazu „gezwungen" werden, wieder mehr zu essen. Bei vernünftigem Kostaufbau und Beibehalten gesunder Ernährungs- und Lebensgewohnheiten im täglichen Leben werden das gute Körpergefühl, die innere Ruhe und die gesteigerte Lebensfreude lange Zeit erhalten bleiben. In dem Augenblick, in dem Sie diese Lebensqualität wieder zu verlieren drohen, sollten Sie die Therapie wiederholen. Diese Verbesserung der Stimmung und Lebensqualität zeigt sich auch bei depressiven Erkrankungen. Eine Darmreinigung erweist sich hier oft als ideale Therapie. Meist kommt es bereits nach kurzer Zeit zu einer bemerkenswerten Stimmungsaufhellung, die – nach Rücksprache mit dem begleitenden Arzt – die Einnahme von Antidepressiva überflüssig macht oder zumindest eine Reduktion der Dosis erlaubt.

VON DER PLANUNG BIS ZUR ESSKULTUR IM ALLTAG – DOS UND DON'TS

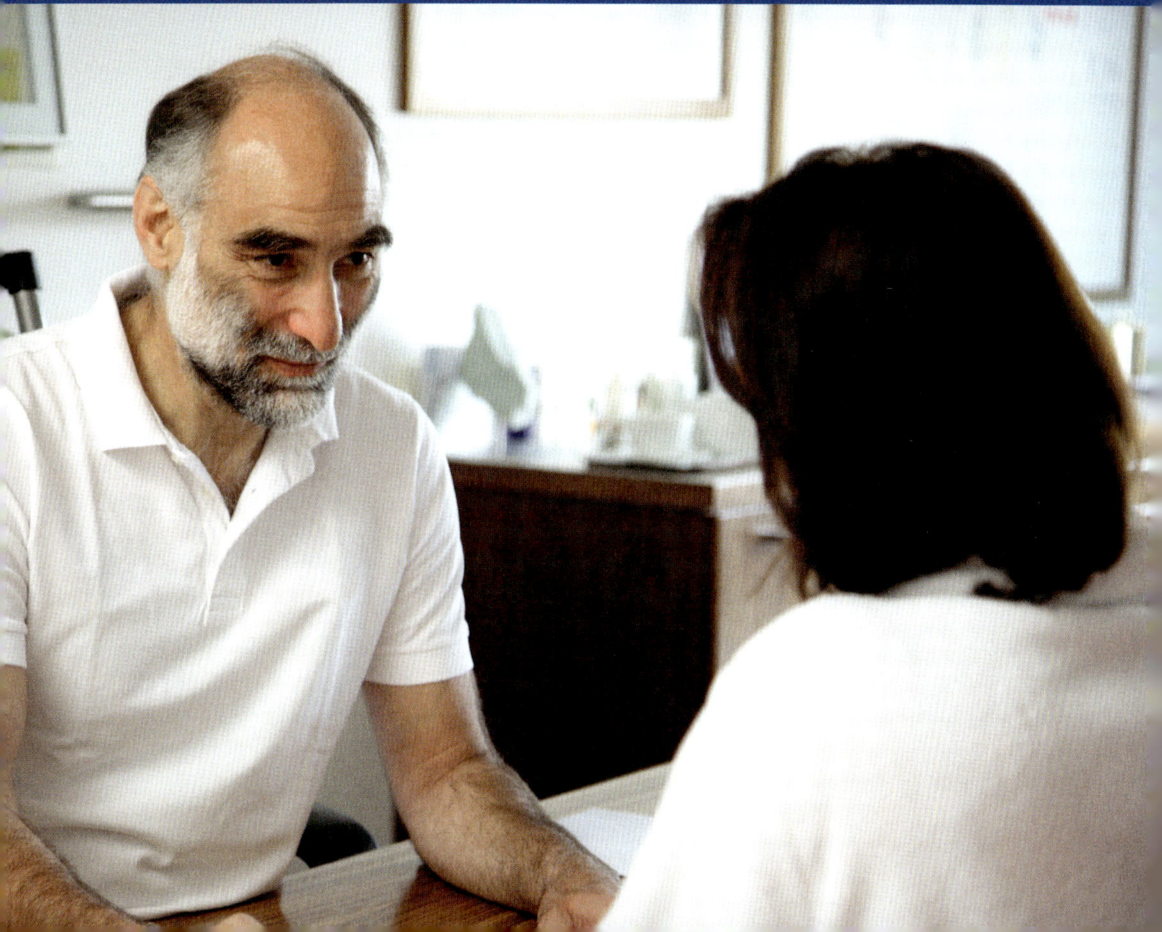

9

Von der Planung bis zur Esskultur im Alltag – Dos und Don‘ts

Damit die Moderne Mayr-Therapie optimal gelingt, müssen bereits bei der Planung einige wichtige Punkte berücksichtigt werden. Das Allerwichtigste ist, dass Sie sich aus freien Stücken dafür entscheiden. Kein Arzt wird Ihnen die Moderne Mayr-Therapie verordnen, wie er Ihnen etwa ein Medikament verordnet (obwohl sie intensiver als die meisten Arzneimittel wirkt). Sie kann und wird nur erfolgreich verlaufen, wenn Sie sich freiwillig dafür entscheiden. Ist dieser erste Schritt getan, so haben Sie bereits die größte Hürde genommen.

Der Mayr-Arzt – mehr als ein Therapeut

Eine Moderne Mayr-Therapie ist eine sehr intensive medizinische Behandlung. Sie ist wie alle gesundheitlichen Belange ein Fall für den Fachmann. Der Mayr-Arzt wird seine Erfahrung und sein ganzes Wissen für Ihr Wohlbefinden in die Waagschale werfen. Er wird Ihr Begleiter während der gesamten Therapie sein und Ihnen die Hand reichen, wenn Sie einmal vom „rechten Weg“ abzukommen drohen.

Wissen und Erfahrung

Durch eine zusätzliche Ausbildung in Moderner Mayr-Medizin hat sich der Arzt eine besondere Qualifikation erworben. Er wird so zum „Bergführer“ auf Ihrem Weg zur Gesundheit. Daher werden bei der anfänglichen Untersuchung alle Parameter der Diagnostik nach Mayr, der Funktionellen Myodiagnostik sowie der Orthomolekularen Medizin erhoben, um Ihren Gesundheitszustand festzustellen. Entsprechend der erhobenen Diagnostik wird er auch die beste und individuelle, auf Ihre Bedürfnisse zugeschnittene Therapieform empfehlen. Dies ist besonders wichtig, da die Moderne Mayr-Therapie nicht zu einer Überforderung führen darf, aber auch ein Unterfordern nicht den möglichen gesundheitlichen Effekt bringen würde. Im Ver-

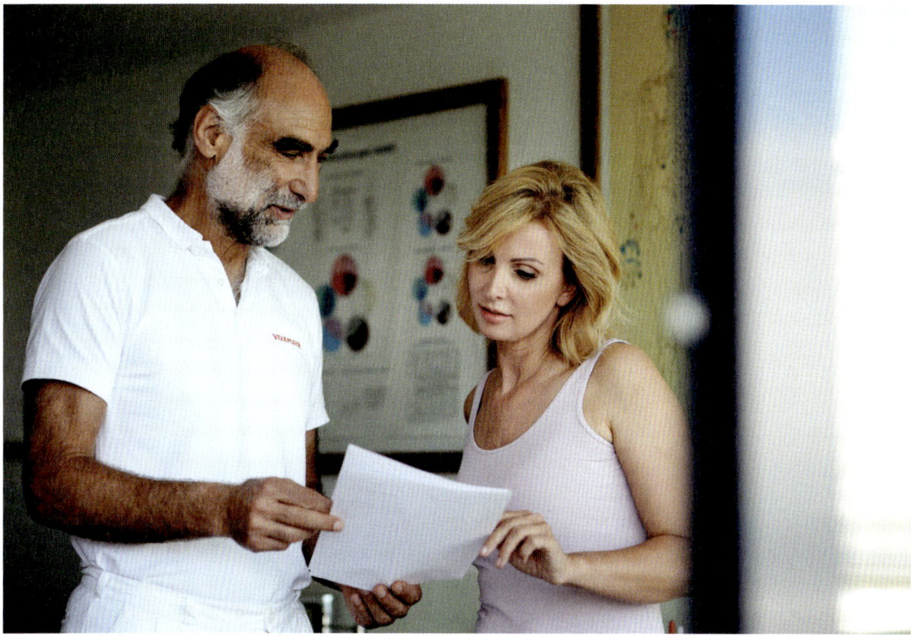

lauf der Therapie wird der Mayr-Arzt korrigierend eingreifen, sofern auftretende Entgiftungsreaktionen dies erfordern.

Doch er weiß auch sehr gut um die Stolpersteine, die den Erfolg der Modernen Mayr-Therapie behindern können – hat er doch im Rahmen seiner zusätzlichen Ausbildung in Moderner Mayr-Medizin nicht nur theoretisches Wissen erworben, sondern die Therapie mehrmals am eigenen Leibe erfahren. Er vermag abzuschätzen, was er dem Einzelnen (noch) zumuten kann und wo er helfend eingreifen muss. Darüber hinaus wird er die manuelle Bauchbehandlung so oft wie möglich durchführen.

Lieber in professionelle Hände als selbst Hand anlegen

Die Moderne Mayr-Therapie wirkt intensiver und umfassender auf die Genesung als es jede Arznei vermag. Aber nur der richtige Einsatz führt zum Erfolg. Manch einer glaubt, eine Moderne Mayr-Therapie selbst durchführen zu können, schließlich hat man ja auch schon öfter einen Tag lang nichts gegessen. Leider wird auch immer wieder in diversen Publikationen oder Medien verbreitet, dass man Fasten oder auch die Mayr-Therapie problemlos auf eigene Faust absolvieren könne. Doch das ist ein gefährlicher Trugschluss. Die Selbstdurchführung birgt mehr Risiken als allgemein angenommen. Viele Fehler stecken im Detail und können letztlich zur Überforderung einzelner Körperfunktionen führen. Sind davon jedoch Entgiftung und Ausscheidung betroffen, so kann es nicht nur unangenehm, sondern auch gefährlich werden. Daher ist von einer Selbstbehandlung abzuraten; das Nichterkennen etwaiger Nebenwirkungen oder eine falsche Reaktion darauf kann durchaus gesundheitliche Schäden hervorrufen. In diesem Fall führt die Moderne Mayr-Therapie nicht wie erwartet zu einer gesundheitlichen Verbesserung, sondern sogar zu möglichen Dauerschäden.

Ambulante, stationäre und kombinierte Mayr-Therapie

Grundsätzlich kann eine Moderne Mayr-Therapie in stationären Einrichtungen oder ambulant erfolgen. Beides hat Vor- und Nachteile.

In stationären Einrichtungen ist eine intensive Therapieform möglich. Das Umfeld eines stationären Gesundheitszentrums ermöglicht darüber hinaus mehr Entspannung, Erholung sowie eine Reihe von unterstützenden Maßnahmen. Man hat Zeit, sich voll und ganz mit sich und seiner Gesundheit zu beschäftigen. Beruf, Familie und der Stress des Alltags können bewusst ausgeklammert werden, allerdings wird diese Form der Therapie oft zeitlich stark limitiert sein.

Die zeitliche Flexibilität ist wiederum der größte Vorteil einer **ambulanten Therapie**. Hierbei kann die Behandlung in der gewohnten Umgebung – zuhause und am Arbeitsplatz – durchgeführt werden und der Patient kann sich dabei Zeit lassen. Andererseits ist es aufgrund der weiterhin bestehenden Belastungen nicht möglich, eine ebenso intensive Therapie wie im stationären Bereich durchzuführen. Hier werden meist mildere Therapieformen wie die Erweiterte Intensivdiät oder die Milde Ableitungsdiät gewählt. Auch ist dabei ganz bewusst auf die notwendige Regenerationszeit zu achten.

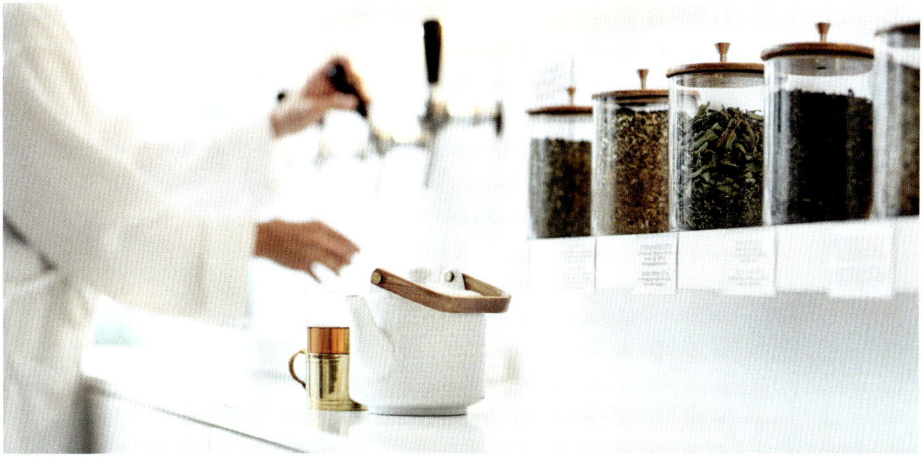

Aus eins mach zwei

Was liegt also näher, als die Vorteile beider Therapieformen zu kombinieren. Dies ermöglicht eine optimale individuelle Vorgangsweise. So wird es manchmal besser sein, die Therapie stationär zu beginnen und ambulant fortzusetzen. Dadurch fällt der Einstieg leichter und erste Reaktionen können in Ruhe abgewartet bzw. bewältigt werden. Nach dem Umstieg auf eine mildere Therapieform erfolgt die Fortsetzung wieder in der gewohnten häuslichen Umgebung. Aber auch der umgekehrte Weg – zu Hause milde zu beginnen und danach die stationäre Behandlung anzuschließen – mag für viele möglich und wichtig sein. Er erleichtert den Beginn und reduziert mögliche anfängliche Reaktionen. Der langsame Übergang von einer intensiven Therapieform hin zur Alltagskost erfolgt dann wieder im ambulanten Bereich. Gerade diese Zeit ist besonders wichtig, denn die erreichten gesundheitlichen Verbesserungen werden umso länger anhalten, je besser es gelingt, die geänderte Ernährungsweise in den Alltag zu integrieren. Auch dabei ist die Begleitung durch den Mayr-Arzt wichtig.

All diese Überlegungen und Erfahrungen haben dazu geführt, das VIVAMAYR-Prinzip zu entwickeln, denn hier werden die Vorteile beider Möglichkeiten ideal kombiniert und Sie mit Ihrem VIVAMAYR-Arzt einen lebenslangen Begleiter in Gesundheitsfragen zur Seite haben.

Vorbereitung und Dauer

Die Vorbereitung

Wenn Sie spüren, dass Sie etwas für sich tun müssen oder wollen, sollten Sie eine Moderne Mayr-Therapie planen. **Der beste Zeitpunkt ist jederzeit – vor allem aber jetzt.** Familie, Urlaub, Kinder, Arbeitsplatz – alles mag in der Planung berücksichtigt werden, soll aber nicht als Ausrede gelten, keine Zeit zu finden. Bedenken Sie, dass die Therapie auch in Ihren „Gesamtjahresplan" passt und dass Sie immer über genügend Spielraum verfügen sollten, denn die Natur lässt sich nicht annähernd so unter Druck setzen wie wir. Erholung, Regeneration und umfassende Gesundung brauchen Zeit. Je stärker ausgeprägt die Beschwerden sind, umso länger wird es dauern, diese zu beseitigen.

Die Dauer

Durch eine individuelle Moderne Mayr-Therapie lassen sich viele gravierende gesundheitliche Störungen behandeln, man muss dafür jedoch ausreichend Zeit veranschlagen. Planen Sie daher mindestens 3 bis 4 Wochen ein. Kürzere Behandlungen sind zwar möglich, werden aber nie den gleichen Effekt auf die Gesundung haben. Ebenso maßgeblich ist es, im Anschluss an eine intensivere Therapie genügend Zeit für den Übergang in den Alltag zu haben. Dies ist die entscheidende Phase für den Langzeiterfolg einer Modernen Mayr-Therapie: Gelingt es jetzt, die neu gewonnenen Gewohnheiten in den Alltag zu integrieren oder fällt man gleich in den alten „Schlendrian" zurück?

Mayr-Therapie bedeutet auch, liebgewonnene alte Gewohnheiten durch neue zu ersetzen. Bis sich diese jedoch im vegetativen Nervensystem verankert und etabliert haben, geht einige Zeit ins Land. Erst ab der dritten Woche ständigen Trainings – so die Erfahrungswerte – werden die Prinzipien der erlernten Esskultur zum Automatismus. Erfolgversprechend ist er aber nur, wenn auch weiterhin auf gutes Kauen und Einspeicheln Wert gelegt wird.

Der Körper heilt sich selbst

Die Durchführung einer Modernen Mayr-Therapie erfolgt nach individuellen Gesichtspunkten, je nach Konstitution und augenblicklicher gesundheitlicher Verfassung des Patienten. Die Vorgehensweise hängt von vielen Faktoren ab. Wesentlich sind jedoch immer die Beurteilung des Gesundheitszustandes, der Regenerationskraft sowie Ort, Zeitpunkt und Dauer der geplanten Mayr-Therapie. Dabei orientiert sich das ärztliche Handeln an der natürlichen Kraft des Organismus, sich gesund zu erhalten. Sie wird Selbstheilung genannt. Unter Heilung ist also nicht das Herstellen, sondern das Wiederherstellen des individuellen, möglichst idealen Gesundheitszustandes zu verstehen.

Mit dem Bestreben der Natur zur Gesunderhaltung finden wir ein enormes Potential in uns Menschen, wenn unser Verhalten dieses auch öfter behindert als fördert; etwa durch ungesunde Ernährung oder eine stressreiche Lebensweise. Durch die Moderne Mayr-Therapie werden gerade diese Selbstheilungskräfte mobilisiert, denn nun hat der Organismus Kraft, Zeit und Gelegenheit, alte Krankheiten und Belastungen auszukurieren. Chronische Belastungen werden paradoxerweise dadurch geheilt, indem sie kurzfristig akut werden und sich durch Beschwerden äußern. Der alte Schnupfen wird für einige Tage akut, eine Gelenksentzündung macht sich bemerkbar oder die Galle staut sich, wie nach dem letzten fetten Essen.

Der Mayr-Arzt muss nun erkennen, ob diese Heilreaktionen tatsächlich zu einer Gesundung führen oder vielleicht im Moment gar auf eine Überforderung hinweisen. Wenn nach objektiven Kriterien der Diagnostik der Modernen Mayr-Medizin eine Gesundung zu erwarten ist, wird der Heilvorgang durch Trinken, Basenpulver, eine manuelle Bauchbehandlung oder die Gabe von Vitaminen, Spurenelementen und Mineralstoffen unterstützt. Stellt man jedoch eine Überforderung fest, muss die Intensität der therapeutischen Maßnahmen entsprechend angepasst werden. Letztlich führt eine richtig durchgeführte Moderne Mayr-Therapie immer zur gesundheitlichen Verbesserung. Dies zeigt sich auch in einer Normalisierung verschiedener Laborwerte. Mittels Ultraschall oder Röntgen nachweisbare Organveränderungen bilden sich ebenfalls (weitgehend) zurück.

Die Rückvergiftung

Im Zuge der Modernen Mayr-Therapie wird es immer wieder zu krisenhaften Reaktionen infolge von Entgiftungsmaßnahmen des gesamten Organismus kommen. Die Fülle der anfallenden Giftstoffe kann die Ausscheidungsorgane anfänglich überfordern. Im Zuge der sogenannten Rückvergiftung werden dann Giftstoffe nicht ausgeschieden, sondern erneut aus dem Darm in den Organismus aufgenommen. Sie führen zu unangenehmen Reaktionen wie Unwohlsein, Müdigkeit, Abgeschlagenheit, allgemeines Krankheitsgefühl, Kopfschmerzen, Übelkeit, Druckgefühl im Bauch (vor allem in der Lebergegend), Gereiztheit, Stimmungsschwankungen u. v. m. Jeder reagiert entsprechend seinen individuellen Belastungen und seinen Schwachstellen.

Meist treten diese krisenhaften Reaktionen urplötzlich, sozusagen aus heiterem Himmel, auf. In Wirklichkeit sind es aber Zeichen einer bereits länger währenden Stoffwechselbelastung. Je nach Ausscheidungsvermögen des Einzelnen klingen sie über kurz (nach Minuten bis Stunden) oder lang (nach einigen Tagen) wieder ab. Oft treten Rückvergiftungsreaktionen gerade am Anfang einer Modernen Mayr-Therapie auf, wenn die Entgiftung noch nicht optimal funktioniert. Daher muss hier rasch die Ausscheidung durch Trinken, mittels Basenpulver oder durch eine ärztliche Bauchbehandlung unterstützt werden. Auch Bewegung und Bäder helfen gut und rasch. Je besser der Körper in die Lage versetzt wird zu entgiften, desto rascher klingen die krisenhaften Reaktionen ab.

Regelmäßige Durchführung

Wir haben bereits gesehen, dass sich Lebensprozesse in Rhythmen vollziehen. Der Stoffwechsel kann Maximalleistungen vollbringen. Er braucht allerdings zwischendurch Phasen der Regeneration. Durch eine individuelle Therapie lassen sich auch gravierende gesundheitliche Störungen behandeln. Aber es ist notwendig, die Moderne Mayr-Therapie nicht als einmalige Behandlung zu sehen. Sie ist auch und vor allem dazu da, den erreichten Gesundheitszustand zu halten bzw. noch zu optimieren. „Vorbeugen ist besser als Heilen", sagt der Volksmund. Dies trifft exakt auf die Moderne Mayr-Medizin zu. Durch die regelmäßige Entgiftung und Reinigung des Körpers von Stoffwechselmüll, vor allem den Darmgiften, erfolgt eine echte und aktive Gesundheitsvorsorge. Daher ist heute fast jeder Person zu empfehlen, einmal jährlich eine Moderne Mayr-Therapie durchzuführen (für wen die Moderne Mayr-Therapie keinesfalls geeignet ist, wird auf Seite 155 erläutert). Mit der gleichen Selbstverständlichkeit einer äußeren Hygiene erfolgt somit eine innere Hygiene.

Manchmal ist bereits bei der Erstuntersuchung klar, dass die meist chronischen Erkrankungen nur durch eine „Langzeitstrategie" sinnvoll behandelbar sind. Das bedeutet, dass der Mayr-Arzt mit Ihnen gemeinsam einen Vier- oder Fünfjahresplan entwickelt. Dieser umfasst die Phaseneinteilung der intensiven Therapie, z. B. einmal jährlich, sowie entsprechende Maßnahmen für den Alltag. Bedenkt man, dass chronische Erkrankungen nicht über Nacht gekommen sind, wird klar, dass auch deren Behandlung besonders viel Zeit in Anspruch nimmt. Dabei ist es wichtig, dass eine langsame, aber kontinuierliche Verbesserung des Gesundheitszustandes eintritt. Indem die Kardinalfehler der Ernährung vermieden werden, lässt sich der Gesundheitszustand in der Zwischenzeit halten oder sogar noch weiter verbessern.

Konsequenzen für den Alltag – das VIVAMAYR-Prinzip

Dank der konsequent durchgeführten Modernen Mayr-Therapie haben Sie all Ihre Sinne gestärkt und verloren geglaubte Reflexe (wie Kau-, Schluck-, Sättigungs- und Durstreflex) wiedergewonnen. **Die Selbstreinigungskräfte Ihres Körpers wurden aktiviert, der Alterungsprozess stark verlangsamt.** Sie sind gesünder, körperbewusster, aber auch sensibler. Nutzen Sie diese wiedererlangte, kostbare Sensibilität, um in Ihren Körper hineinzuhorchen, denn das eigene Körpergefühl ist nun einmal der zuverlässigste Maßstab für Ihre Gesundheit. Was Sie als wohltuend empfinden, wird höchstwahrscheinlich auch gut und gesund für Sie sein. Was Ihnen nicht bekommt, schadet auch Ihrer Gesundheit. Richten Sie Ihre Ernährung und Ihr weiteres Leben danach aus.

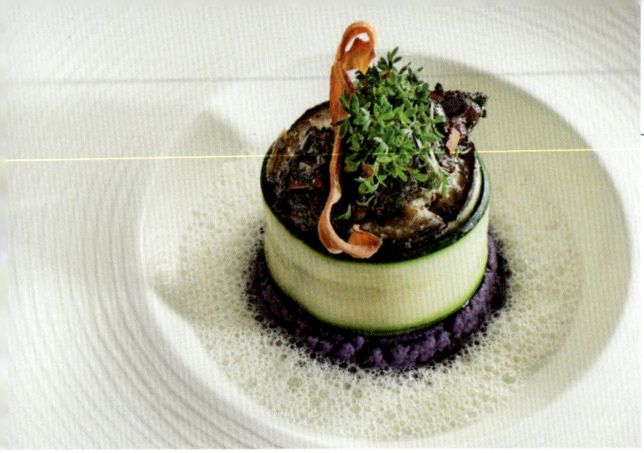

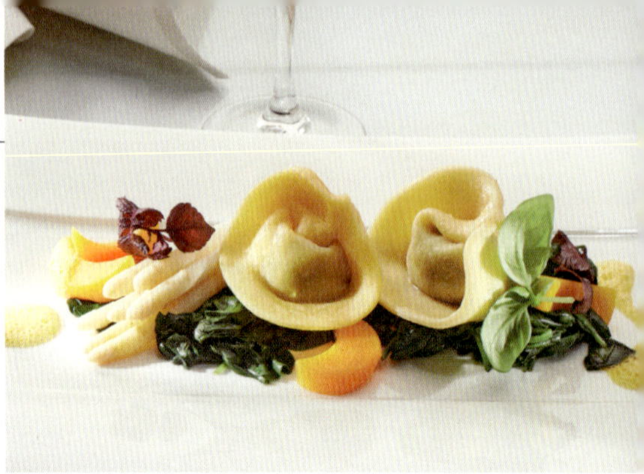

Auf das Körpergefühl und die innere Stimme hören

Ein Ziel der Modernen Mayr-Therapie ist es, Ihre Sinnesorgane wieder so zu schärfen, dass Ihre innere Stimme Ihnen ganz selbstverständlich die richtigen Lebensmittel „einflüstert". Ihr Mayr-Arzt wird Ihnen zwar Empfehlungen für die richtige Ernährung im Alltag geben, doch sind diese nur auf Ihren augenblicklichen körperlichen und geistigen Zustand angepasst. Im Alltag sind Körper und Geist jedoch den unterschiedlichsten Anforderungen ausgesetzt, was sich sofort und unmittelbar auch auf Ihre Verdauungsleistung auswirkt. Deshalb wird es notwendig werden, den Magen-Darm-Trakt entsprechend den aktuellen Anforderungen angepasst zu be- oder entlasten.

Die Tagesverfassung berücksichtigen

So ist es beispielsweise vernünftig, während eines Schi- oder Wanderurlaubs, in dem Sie sich viel bewegen, bewusst zu prüfen, ob Sie auch wieder einmal Braten mit Kraut und Kartoffelknödeln/-klößen vertragen. Falsch wäre es dagegen, diese schwer verdaulichen Gerichte für einen anstrengenden Bürotag mit wichtigen Konferenzen zu wählen. Eine angemessene Belastung Ihrer Bauchorgane im richtigen Moment ist andererseits auch absolut notwendig, damit Sie nicht durch andauernde Schonung zum sogenannten „Verdauungskrüppel" werden und gar nichts mehr vertragen.

In Zeiten höchster Anspannung sollten Sie eher auf die Menüs der Milden Ableitungsdiät zurückgreifen (Rezepte dazu finden Sie im Buch „Milde Ableitungsdiät", Haug Verlag).

Goldene Regel

Wer sich körperlich, geistig oder seelisch übermüdet zum Essen setzt, wird nicht in der Lage sein, selbst die besten Speisen vollständig und zeitgerecht zu verdauen.

Wenn Sie übermüdet sind, ist auch Ihr Verdauungstrakt müde. Die Speisen werden nur unvollständig verarbeitet und fügen Ihnen durch Gärung und Fäulnis Schaden zu. Gönnen Sie sich also entsprechend Zeit bzw. eine kleine Pause, bevor Sie sich zum Essen setzen. Gewinnen Sie Abstand von den Problemen des Alltags und lenken Sie Ihre Aufmerksamkeit auf den Genuss der Speisen, auf Ihren Geschmackssinn und Ihren Bauch.

Die Moderne Mayr-Medizin und speziell die Therapie sind als medizinische Therapie primär zur Behandlung von gesundheitlichen Störungen geeignet. Es war der große Verdienst Dr. Mayrs, dass er durch seine grundlegenden Arbeiten die Basis dazu geschaffen hat, dass wir heute Fasten und Entgiften erfolgreich als medizinische Behandlung einsetzen können. Die gesundheitlichen Verbesserungen betreffen dabei immer den Menschen in seiner Gesamtheit. Man erlebt sich selbst mit wiedergewonnener Sensibilität. Man spürt, was gut tut und welches Verhalten, welche Mahlzeiten belastend sind. Die Sinne sind geschärft und durch den positiven Erfolg der Modernen Mayr-Therapie ist auch jeder motiviert, die wesentlichsten Punkte in der Zukunft umzusetzen.

Um nun die Erkenntnisse und Erfahrungen der Therapie selbst in den Alltag integrieren zu können, haben wir die Moderne Mayr-Medizin zum VIVAMAYR-Prinzip weiterentwickelt. Damit setzen wir die im ersten Schritt der Mayr-Therapie gewonnenen Erkenntnisse in Richtung Neuorientierung der Ernährungs- und Lebensweise konsequent und individuell fort.

WIE essen ist wichtiger als WAS

Erwartungsgemäß beziehen sich die folgenden Empfehlungen vorrangig auf die Esskultur. Nur in wenigen Bereichen wird die Auswahl von Lebensmitteln miteinbezogen. Dann allerdings hat es berechtigte Gründe. Geht es doch etwa darum, einen übertriebenen Verzehr von Rohkost in Form von Salaten oder Obst zu vermeiden, um Gärungsprozesse zu verhindern.

Bei allen Richtlinien ist jedoch wichtig, dass Essen auch Freude bereitet. Es ist Teil unseres kulturellen Lebens und hat als solches auch wichtige Funktionen. Jeder Fanatismus im Ernährungsverhalten, in welche Richtung auch immer, ist fehl am Platz. Natürliche Rhythmen und Abläufe wurden in der und durch die Moderne Mayr-Therapie etabliert. Diese beizubehalten erscheint heute besonders wichtig. Auch wenn unser Zeitgeist oft dagegen arbeitet und Sie der Stress des Alltags einholt:

Bedenken Sie immer, dass nur Sie selbst Ihr Essverhalten ändern bzw. beeinflussen können. Die zehn goldenen VIVAMAYR-Regeln werden Ihnen dabei behilflich sein.

1. Planen Sie genügend Zeit für die Mahlzeiten ein. Der schnelle Imbiss zwischendurch sollte eine Ausnahme bleiben.
2. Passen Sie die Auswahl und Zubereitung der Speisen Ihrer momentanen körperlichen Verfassung an und berücksichtigen Sie auch den aktuellen Bedarf.
3. Sorgen Sie dafür, dass die Speisen appetitlich angerichtet sind. Ein liebevoll gedeckter Tisch zeigt die Wertschätzung gegenüber der Mahlzeit und den Personen.
4. Beachten Sie Ihre augenblickliche Verfassung. Wer sich körperlich, geistig und seelisch übermüdet zum Essen setzt, reduziert dadurch die Leistungsfähigkeit des Verdauungsapparates und überfordert sich leichter. Essen Sie in solchen Situationen weniger und besonders leicht bekömmliche Speisen.
5. Essen Sie langsam, kauen Sie gut und so gründlich, dass der entsprechende Speichel gebildet werden kann.
6. Genießen Sie, solange Sie Appetit und Hunger verspüren. Beenden Sie die Mahlzeit, wenn Sie ein angenehmes Sättigungsgefühl empfinden.
7. Wir brauchen Zeit zum Verdauen, also keine Zwischenmahlzeit (Ausnahme: Rekonvaleszenz nach Erkrankungen, Stillperiode, Kinder).
8. Die Abendmahlzeit sollte die kleinste Mahlzeit sein, leicht bekömmlich zubereitet und möglichst früh gegessen werden. KEINE ROHKOST ABENDS!
9. Trinken ist ein wichtiger Teil der Ernährung, aber bitte zwischen den Mahlzeiten. Auch im Alltag benötigen wir 2 bis 3 Liter Wasser täglich.
10. Die Auswahl, Zubereitung und Kombination der Lebensmittel sollte der aktuellen Situation angepasst sein. Persönliche Vorlieben sollten ebenso Berücksichtigung finden wie die Grundsätze des Säure-Basen-Haushalts.

Im Alltag geht es meist viel leichter und einfacher, als es sich hier darstellt. Nach kurzer Zeit erscheinen Ihnen diese Regeln nicht mehr als Einengung, sondern werden zur Selbstverständlichkeit.

DAS VIVAMAYR-PRINZIP – GESUND IN DIE ZUKUNFT

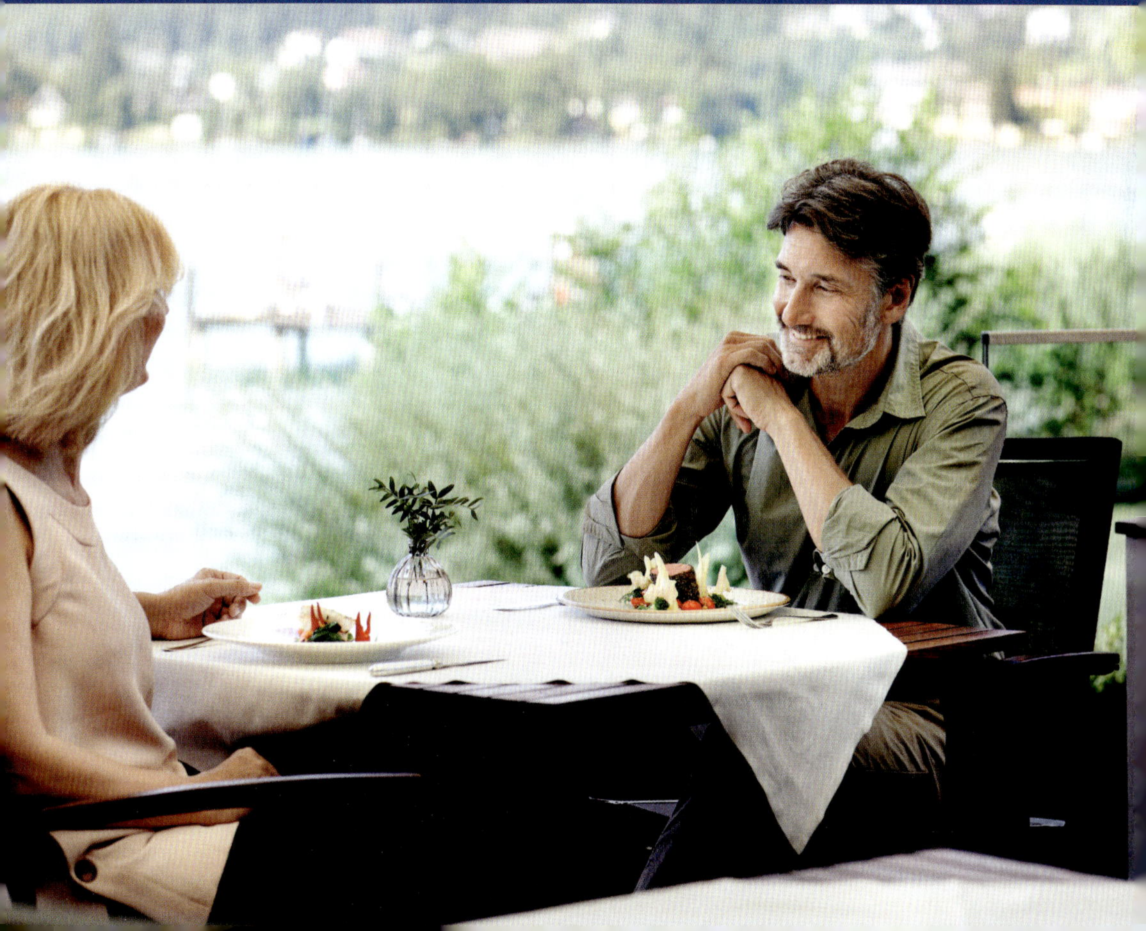

10

Das VIVAMAYR-Prinzip – gesund in die Zukunft

Moderne Medizin ist eine Symbiose aus Tradition und Innovation. Dr. Mayr selbst war als Begründer einer neuen Methode das beste Beispiel dafür, wie neue Erkenntnisse mit tradiertem Denken zusammengeführt werden können. Mit der Entwicklung seiner Diagnostikmethode war Mayr Vordenker seiner Zeit. Er legte den Grundstein zu einer „Diagnostik der Gesundheit“: Nicht die Norm ist der Bezugspunkt, sondern das Bild eines idealen Gesundheitszustandes. Damit hat der Arzt auch die Möglichkeit, Störungen des Gesundheitszustandes viel früher zu erkennen. Wir müssen nicht warten, bis Labortests, Röntgen oder andere moderne Verfahren „pathologische Befunde“ aufgrund einer Erkrankung anzeigen.

Durch die Diagnostik nach Mayr sind bereits Tendenzen erkennbar, bevor sich „Pathologien“ zeigen – eine echte Diagnostik im Vorfeld also.

Im VIVAMAYR-Prinzip verbinden wir die innovative Diagnostik nach Mayr mit der Funktionellen Myodiagnostik und der Orthomolekularen Medizin zu einer ganzheitlichen Diagnostik der Gesundheit.

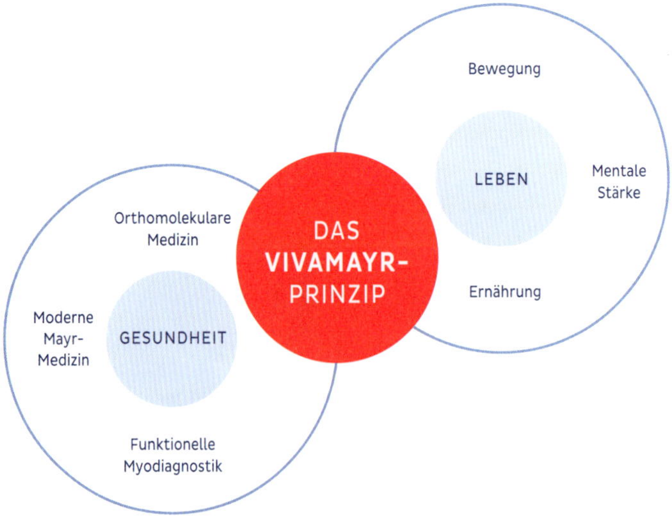

Medizin am Scheideweg – Vorbeugen versus Heilen

Das Gesundheitswesen entwickelt sich immer deutlicher in zwei Richtungen: den kurativen und den präventiven Bereich.

Kurativ bedeutet bestehende Erkrankungen behandelnd – hierin finden wir zweifelsfrei die Errungenschaften der modernen Medizin, allen voran der Notfallmedizin und des operativen Bereiches. Lebensbedrohliche Zustände können durch verschiedene Ereignisse eintreten: Unfall, Vergiftung, Sportverletzung, Herzinfarkt oder Hirnschlag sind nur einige davon. Von einer raschen und gezielten Hilfestellung hängen die Überlebenschancen des Betroffenen ab. Dies ist Aufgabe der Akutmedizin. Es grenzt manchmal an ein Wunder, welche schweren Verletzungen oder lebensbedrohlichen Zustände nicht nur überlebt, sondern erfolgreich behandelt werden. Solche Erfolge beflügeln Mediziner wie Forscher gleichermaßen. Sie meinen, mit dieser Methode alles behandeln zu können und zu müssen.

Doch bei chronischen Erkrankungen gelangt man rasch an seine Grenzen. Hier sind Methoden der Akutmedizin oft nicht die Mittel der Wahl. Wendet man sie an – etwa durch intensive medizinische Therapien verschiedenster Art – stellen sich langsam, aber sicher auch Nebenwirkungen ein. Oft übertreffen diese sogar den therapeutischen Nutzen. Manch einer ist dann oft nicht mehr bereit, diese Nachteile in Kauf zu nehmen und bricht die Therapie ab. Natürlich bleiben somit die Krankheiten und die gesundheitlichen Risiken bestehen. Vom persönlichen Leid einmal abgesehen, sind auch die Folgekosten für die gesamte Gesellschaft enorm.

Der Bereich der Vorsorge

Der Ausweg scheint der präventive Ansatz zu sein. Dies bedeutet eigentlich „Vorsorge". Im klassischen Sinn versteht man darunter aber die Früherkennung von Erkrankungen, z. B. von Krebs. Ziel ist es, den Tumor möglichst früh zu erkennen, um ihn behandeln zu können – allerdings werden dann wieder die klassischen schulmedizinischen Methoden eingesetzt. Wie wichtig diese zur Beseitigung der Symptome auch sein mögen, so fehlt doch der zweite wichtige Schritt: Eine Erkrankung – welcher Art auch immer – ist ein Hilfeschrei des Organismus, etwas zu verändern.

Wenn nun allein mit Hilfe der Schulmedizin der Krankheitszustand nicht behoben werden kann, muss spätestens jetzt auch die Lebensweise überdacht und gegebenenfalls umgestellt werden. Dies spüren viele und fragen, was sie denn zu ihrer Genesung beitragen können oder wie sie sich ernähren sollen. Leider hören sie dann vom behandelnden Arzt oft: „Gar nichts, lassen Sie mich das nur machen. Nach der Behandlung sind Sie wieder so gut wie neu und können essen und trinken wie vorher." – Ein fataler Fehler, denn durch das Beibehalten der alten Lebensgewohnheiten ist auch das Bestehenbleiben der chronischen Erkrankung gesichert.

Ursachen bekämpfen – nicht Symptome

Natürlich hat auch die Schulmedizin erkannt, dass durchaus Risikoparameter für chronische Erkrankungen existieren und dass ihre gezielte Vermeidung der Vorbeugung dient. Bestimmte Formen von Cholesterin begünstigen Arteriosklerose und Herz-Kreislauf-Erkrankungen, übermäßiger Zuckerkonsum fördert Diabetes mellitus sowie Fettstoffwechselstörungen und wiederum Arteriosklerose. Zu den allgemeinen Risikofaktoren zählt Übergewicht ebenso wie das Metabolische Syndrom. Letzteres umfasst einen ganzen Komplex von Beschwerden, die im Wesentlichen durch falsches Ernährungsverhalten verursacht werden. Dennoch haben einschlägige Diätempfehlungen nicht zum gewünschten Erfolg geführt. Es kam zwar insgesamt zum Rückgang von Herzinfarkt und Hirnschlag als Folge der nun reduzierten Risikofaktoren, die Gesamtsterblichkeit der Menschen mit und ohne Diätmaßnahmen ist aber weitgehend gleich geblieben.

Die Krux mit den Diäten

Durch eine einseitige Betrachtungsweise ergeben sich bei Durchführung einer Diät mehr Nachteile als Vorteile, zum Beispiel keinen anhaltenden gesundheitlichen Effekt, eine einseitige Betrachtung des Lebensmittels und damit die Gefahr einer Verschlechterung der Beschwerden oder auch die Entstehung von Mineralmängeln. Schon das Wort „Diät", das aus dem Griechischen stammt („díaita") und ursprünglich „Lebensführung" bedeutet, wird oft missinterpretiert. Es schließt zwar die Ernährung mit ein, greift aber viel weiter. Die meisten „Ernährungsexperten" missverstehen Diät nur als Selektion von Lebensmitteln und vertrauen auf bzw. empfehlen veränderte Kombinationen dieser Lebensmittel als Therapie – auch, um kurzfristige Erfolge zu erzielen. Leider hat sich diese Betrachtungsweise als allgemein übliche Interpretation durchgesetzt. Deshalb bestehen nahezu alle heutigen Diätempfehlungen lediglich aus Variationen verschiedener Lebensmittel. Mehr noch: Fast täglich werden neue Diätempfehlungen publiziert, die aber immer nur eine Wiederholung bereits bekannter Varianten im neuen Kleid sind. Derartige „Ernährungsexperten" sind daher nur „Lebensmittelexperten".

Ausweg aus der Sackgasse

F. X. Mayr erkannte diese Zusammenhänge sehr früh. Für ihn war klar, dass die Ernährung das Produkt aus dem Lebensmittel und der Arbeit des Verdauungsapparates ist. **Es kommt also darauf an, was unser Verdauungsapparat aus den Lebensmitteln, die wir ihm zuführen, macht.** So wurde die Verdauungsleistung für Mayr der Schlüssel zur individuellen Betrachtung. Warum wird ein Lebensmittel einmal gut vertragen, ein andermal nicht? Warum führt es einmal zu Blähungen, ein andermal nicht? Immer wieder fand Mayr die Antwort im Verdauungsapparat und seinen individuellen Möglichkeiten. Er erkannte, wo das Gesunde ins Krankhafte übergeht und beschrieb diagnostische Kriterien, die heute noch Gültigkeit haben und es uns ermöglichen, Krankheitstendenzen früher als mit den herkömmlichen Mitteln zu erkennen.

Neue Form der Diagnostik

Wenn wir heute in der Diagnostik der Modernen Mayr-Medizin von Veränderungen sprechen, so werden diese durch Labortests, Ultraschalluntersuchungen, Röntgen oder andere moderne Diagnosemöglichkeiten nicht zwingend bestätigt. Denn lange, bevor erhöhte Leberwerte eine Belastung des Stoffwechsels anzeigen, können wir das Anschwellen der Leber und das Nachlassen ihrer Leistungsfähigkeit erkennen. Durch diese Art der Diagnostik erweitern wir unser Blickfeld und die Früherkennung erhält einen völlig neuen Stellenwert.

Allerdings muss auch der Arzt sich auf diese neue Form der Diagnostik erst einstellen. Durch die universitäre und später klinische Ausbildung sind Ärzte im Wesent-

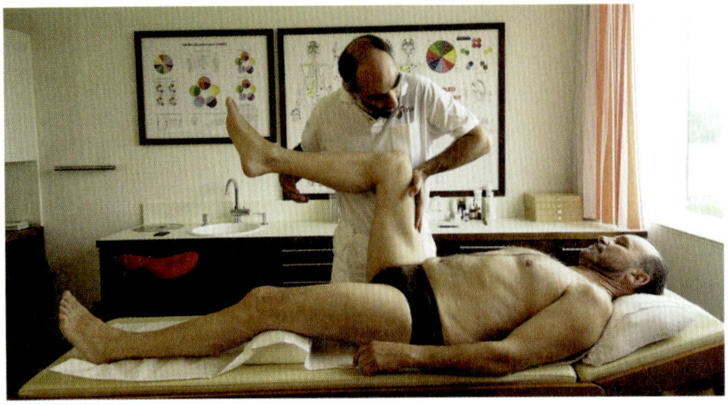

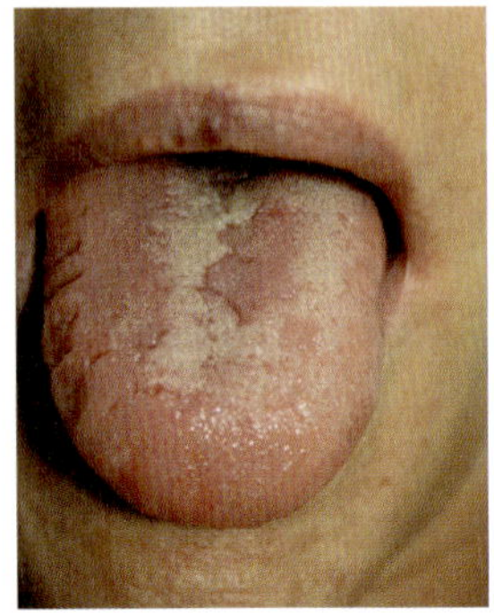

lichen trainiert, „Pathologien" – also gravierende Erkrankungen – zu erkennen und zu behandeln. Hier betreten wir nun ein neues Feld, wo es um funktionelle Zusammenhänge und Störungen im Vorfeld von Pathologien geht. Auch und gerade deshalb ist es so wichtig, durch die Diagnostik der Modernen Mayr-Medizin alle Sinne zu schärfen, um diese Zusammenhänge zu erkennen. Da die Diagnostik nach Mayr eine Diagnostik der Gesundheit ist, hat sie sich auf die Fahnen geschrieben, dem idealen Gesundheitszustand mittels Therapie so nahe wie möglich zu kommen.

Die Funktionelle Myodiagnostik ist eine Methode, bei der mittels Muskeltest funktionelle Zusammenhänge erkannt werden können. Es ist nicht möglich, Pathologien wie einen Herzinfarkt „festzustellen", dafür aber sehr rasch, einfach und ohne technische Hilfsmittel, ob beispielsweise ein Lebensmittel vertragen wird. Gerade diese Information ist für die Durchführung einer Modernen Mayr-Therapie entscheidend. Auch Fragen nach einer medikamentösen Therapie können effektiv und individuell beantwortet werden. Dabei ist es einerlei, ob es sich um ein herkömmliches Medikament, einen Mineralstoff, ein Vitamin oder ein Spurenelement handelt.

Es liegt also auf der Hand, dass sich die Diagnostik nach Mayr ideal mit der Funktionellen Myodiagnostik kombinieren lässt. Die Hinweise aus der Diagnostik nach Mayr werden unmittelbar durch das Ergebnis des Muskeltests bestätigt bzw. differenziert. Und das Besondere daran ist, dass der Patient das Ergebnis des Muskeltests selbst spürt, somit unmittelbar wahrnehmen kann, was ihm guttut und was schadet. Es ist schon für beide – den Patienten und den Arzt – verblüffend, wie augenblicklich „schwach" selbst kräftige Männer werden, wenn das unverträgliche Lebensmittel auf die Zunge gegeben wird. Eine solcherart erlebte Diagnose motiviert zur konsequenten Durchführung sich daraus ergebender therapeutischer Maßnahmen.

Umdenken zur Gesunderhaltung

Linus Pauling, zweifacher Nobelpreisträger und Begründer der Orthomolekularen Medizin, definierte folgendermaßen: „Orthomolekulare Medizin ist die Erhaltung guter Gesundheit und die Behandlung von Erkrankungen durch Substanzen, die im Körper vorhanden sind und deren Konzentrationen wir erhöhen". Damit ist diese Methode die ideale Ergänzung sowohl in der Vorsorge als auch im therapeutischen Bereich der Modernen Mayr-Medizin. Bereits seit vielen Jahren müssen wir feststellen, dass die Versorgung mit wichtigen Mikronährstoffen immer schlechter geworden ist. Hinzu kommt, dass alle Entgiftungsmaßnahmen, die während der Modernen Mayr-Therapie getroffen werden, einen vermehrten Verbrauch ebendieser Mikronährstoffe mit sich bringen. Daher ist die Durchführung einer Modernen Mayr-Therapie ohne entsprechende Substitution heute unvorstellbar und als ärztlicher Kunstfehler zu bezeichnen.

Wir möchten aber noch einen Schritt weiter gehen. Die neueste Entwicklung in der Medizin geht in Richtung „Salutogenese". Damit ist gemeint, dass uns all jene Faktoren interessieren, welche uns gesund erhalten. Dr. Mayr war sicher einer der ersten, den dieser Gedanke sowohl in der Diagnostik als auch in der Therapie leitete. Er war der eigentliche Begründer neuer Denkansätze in der Ernährungsmedizin. Seine Arbeit konsequent fortzusetzen ist heute die Aufgabe und Herausforderung der Mayr-Ärzte und findet bei uns im VIVAMAYR-Prinzip seinen Niederschlag. Dabei gilt es, Bewährtes mit Neuem zu kombinieren. Wir wissen heute immer mehr Details über verschiedene Stoffwechselprozesse. Dabei laufen wir aber auch oft Gefahr, die Details überzubewerten. Gerade im Bereich der Ernährung erleben wir täglich unsere „Wunder": Plötzlich ist eine Diät kreiert und erobert die Presse. Und wieder wird ein dauerhafter Erfolg ohne Änderung der Gewohnheiten suggeriert.

Verantwortung des Einzelnen

Im VIVAMAYR-Prinzip behalten wir die Gesamtheit im Auge und immer wird die Ernährung als das Produkt aus dem zugeführten Lebensmittel und unserer eigenen Verdauungsleistung gesehen. Jeder ist aufgefordert, seinen Beitrag zur Gesundheit zu erbringen. Unter ärztlicher Anleitung wird Mitarbeit und Verantwortung für die eigene Gesundheit gefordert; etwas, was in vielen Bereichen der Medizin völlig abhandengekommen ist. Daran krankt letztlich auch unser zunehmend unfinanzierbar werdendes Gesundheitssystem. Nicht das Recht auf Gesundheit sollte politisch propagiert werden, sondern die Verpflichtung des Einzelnen, sich gesund zu erhalten. Das ist auch Teil des VIVAMAYR-Prinzips, nach dem der Arzt zum lebenslangen Begleiter wird; zum Bergführer auf dem Weg zu einem gesünderen Leben. Er ist aber nicht der Tragesel. Es ist auch naturgemäß und insofern auch „menschengemäß", dass die Genesung die Leistung des Individuums ist. Nicht der Arzt heilt, sondern die Natur (des Erkrankten).

Mit keiner anderen Methode als dem VIVAMAYR-Prinzip lassen sich diese Anforderungen an Gesunderhaltung und Vorbeugung besser umsetzen. Nichts führen wir so konsequent durch als uns zu ernähren. Von der Wiege bis zur Bahre. Dreimal täglich, manchmal öfter, ein Leben lang. Daher können wir zu Recht behaupten, uns durch das tägliche Essen gesund zu erhalten oder auch krank machen zu können.

Rhythmus – ein natürliches Prinzip zur Gesunderhaltung

Wir sollten auch darauf vertrauen, dass die Natur uns gesund erhalten möchte. Sie hat nichts davon, wenn wir leiden und kränkeln. Daher hat die Natur für viele unserer „Fehlverhalten" Kompensationsmaßnahmen vorgesehen. Es ist nun wichtig, diese nicht zu überfordern. Sonst stehen sie uns über kurz oder lang nicht mehr zur Verfügung. Haben Sie sich also einmal bewusst oder unbewusst überfordert, so geben Sie dem Körper die Chance, dies zu kompensieren. Solche Regenerationsphasen sind überall in der Natur vorgesehen und werden über natürliche Rhythmen gesteuert. Wir wissen heute, wie wichtig gerade solche Rhythmen für unsere Gesundheit sind. In der Medizin hat sich hierzu ein Spezialgebiet – die Chronobiologie – etabliert. Letztlich wird alles im Organismus über Rhythmen gesteuert und reguliert. Dabei sind wir ein Teil der naturgegebenen Rhythmik, die auch von außen auf uns einwirkt. Und langfristig können wir uns nicht gegen diese natürliche Rhythmik stellen, ohne gesundheitliche Nachteile in Kauf nehmen zu müssen.

Wir haben als eine Grundlage der Therapie die Tagesrhythmik des Verdauungsapparates kennengelernt, welcher entscheidenden Einfluss auf unseren Stoffwechsel hat. Im Nervensystem haben wir viel kürzere Rhythmen, die Informationen in Bruchteilen von Sekunden über unser Nervensystem weiterleiten. Aber wir kennen auch

Wochen-, Monats- und Jahresrhythmen, die alle in einem feinsinnig abgestimmten Zusammenspiel wichtig für unsere Gesundheit sind. Ein Verlust dieser Rhythmik führt unweigerlich zu unterschiedlichen Erkrankungen.

Die Ernährung als Rhythmuspflege

Für uns ist es nun wichtig zu erkennen, dass diese Rhythmik auch für die Ernährung, Entgiftung und Ausscheidung entscheidend ist.

Frühstücke wie ein Kaiser, iss zu Mittag wie ein Bürger, abends wie ein Bettler. Oder: Ein Apfel am Morgen ist Gold, zu Mittag Silber und am Abend Blei – so weiß es zumindest der Volksmund. Tatsache ist, dass die Verdauungsleistung am Morgen besser ist und gegen Abend hin abnimmt. Tagsüber ist der Stoffwechsel auf Leistung, Aufbau, Bewegung etc. eingestellt, während die Nachtstunden der Regeneration, Erholung und Reparatur dienen. In dieser Zeit wird daran gearbeitet, dass wieder alle Systeme optimal funktionieren. Wenn wir also versuchen, die Nacht zum Tag zu machen, verhindern wir Regeneration und Erholung. Es ist auch bekannt, dass Nacht- und Schichtarbeit ein erhöhtes Risiko für Erkrankungen – vor allem Krebserkrankungen – mit sich bringt und wir haben auch bereits festgehalten, dass dies Ausdruck des Verlustes von Rhythmus ist.

Wir sollten uns beispielsweise im Wochenrhythmus erholen können: Am siebenten Tage sollst du ruhen! Auch ein Prinzip, das global in allen Kulturen rund um den Erdball zu finden ist. Es stellt also eine übergeordnete Weisheit dar, die es zu akzeptieren gilt. Aber auch im Jahresrhythmus ist es wichtig, Zeiten der Erholung einzuplanen. Im Arbeitsprozess ist es der Urlaub. Aber gönnen Sie Ihrem Körper, Ihrem Geist und Ihrer Seele auch einen Jahresurlaub? Oft wird der Urlaub zum Abenteuer oder noch mehr zum Stress als der Alltag selbst.

Urlaub für den Stoffwechsel

Der Urlaub für den Stoffwechsel ist die Moderne Mayr-Therapie. Einmal jährlich durchgeführt, hilft sie, die Gesundheit zu erhalten. Zwischenzeitlich aufgetretene Beschwerden können hierbei meist rasch behoben werden, Giftstoffe ausgeschieden und neue Energie getankt werden. So wie Ihr Auto zum Service gebracht wird, sollte jeder sein jährliches Gesundheitsservice durchführen. Jene, die diese Naturgesetzmäßigkeiten berücksichtigen, erfreuen sich meist bester Gesundheit und sind auch entsprechend leistungsfähig.

Gelebte Gesundheit mit dem VIVAMAYR-Prinzip

Wir wollen diese gesunde Rhythmik in all ihren unterschiedlichen Aspekten ausnutzen, um möglichst lange möglichst gesund zu bleiben. Es gilt also auch zu berücksichtigen, dass eine einmal durchgeführte Moderne Mayr-Therapie zwar hilfreich, aber nicht der Weisheit letzter Schluss ist. Das Integrieren all dieser Kenntnisse in den Alltag ist unser Ziel. Und das bedeutet, immer wieder auch kleine, scheinbar alltägliche Entscheidungen zugunsten von Gesundheitsaspekten zu treffen.

Oft sehen wir es als notwendig an, bereits am Anfang des Weges einen Vier- oder Fünfjahresplan zu erstellen, um eine nachhaltige Veränderung zu ermöglichen. Durch die ständige, lebenslange Begleitung sind wir dann auch in der Lage, flexibel und individuell notwendige Adaptionen der Strategie vorzunehmen. Konsequent in den Grundsätzen, aber flexibel im Detail ist die erfolgreiche Umsetzung des VIVAMAYR-Prinzips.

„Nicht das Fasten wollen wir lernen, sondern das richtige Essen“, betonte F. X. Mayr immer wieder. So geht es beim VIVAMAYR-Prinzip auch darum, die neu gewonnene Ernährungsweise zum Ausgangspunkt einer neuen Lebensweise zu machen. Freude und Genuss, sich seiner Natur gemäß zu verhalten, und auch bewusst Verzicht zu üben, wenn es notwendig ist, sowie Qualität vor Quantität zu setzen sind dabei nicht nur Eckpfeiler einer gesunden Ernährung, sondern werden zur Lebenseinstellung. Sie beeinflussen unser tägliches Leben mehr als man anfänglich meint. Die Ernährung im Alltag ist die aktivste Gesundheitsvorsorge, die es gibt. Sie wirkt stärker als jedes Medikament.

Bereits Hippokrates erkannte dies, indem er formulierte:

„Eure Nahrungsmittel sollen eure Heilmittel und eure Heilmittel eure Nahrungsmittel sein."

Und weiter:

„Wir können uns durch das tägliche Essen krank machen oder gesund erhalten."

Im Sinne des VIVAMAYR-Prinzips sagen wir heute: „Die Ernährung ist der Heilungsfaktor schlechthin. Sie entscheidet über Gesundheit und Krankheit!"

Dem Altern ein Schnippchen schlagen

Von jeher ist ein Bestreben der Menschen, die ewige Jugend zu erlangen. Jeder möchte alt werden, niemand jedoch alt sein. In der Medizin hat sich in den letzten Jahren eine neue Richtung hierzu etabliert – Anti-Aging, die Theorie vom Nicht-altwerden. Man beachte das „Anti" bereits in der Wortwahl.

Grundlage hierfür bildet die Erkenntnis, dass sich mit zunehmendem Alter das Hormongefüge des Menschen ändert. Bei der Frau ist dies seit langem bekannt und wird auch durch Hormongaben behandelt – mit allen Vor- und Nachteilen. Nun glaubt man, dass der Mensch biologisch ein Alter von ca. 120 Jahren erreichen kann. Dies wird angeblich durch ein Nachlassen der Hormone verhindert. Was liegt also näher, als diese zu ergänzen? Man glaubt, mit den Hormonkonzentrationen eines jungen Erwachsenen müsse man den Zustand des Jungseins verlängern können. Als weitere Faktoren werden zwar Bewegung und Ernährung genannt, bei Letzterer begnügt man sich aber häufig mit der Substitution von Antioxidantien, also Vitaminen, Spurenelementen und Mineralstoffen. Weltweit nimmt heute eine große Anzahl von Menschen zum Teil teure Hormonpräparate ein. Dies, obwohl noch keinerlei Erfahrungen mit Langzeiteinnahmen vorliegen. Auch ist die Frage nach Ursache und Wirkung noch nicht annähernd geklärt. Sind niedrigere Hormonkonzentrationen mit zunehmendem Alter Ursache oder Wirkung des Alterungsprozesses?

Demgegenüber steht die folgende wissenschaftliche Erkenntnis:

Werden Ratten kalorisch restriktiv gefüttert, so leben sie länger. Dies konnte in zahlreichen Versuchsreihen immer wieder gezeigt werden. Aber sie leben nicht nur länger, sie sind auch gesünder, aktiver und verhalten sich insgesamt lebhafter. Verglichen mit Ratten, die mehr Futter erhielten, entwickelten sie auch weniger Tumore. Die Lebensverlängerung betrug bis zu 50 %. Wenn auch Versuche mit Ratten nicht unmittelbar auf Menschen übertragbar sind, so liefern sie doch wichtige Informationen. **Fasten ist derzeit jene therapeutische Maßnahme, die wissenschaftlich nachweisbar zu einer Lebensverlängerung führt.**

Fragt man Menschen jenseits des 90. oder 100. Lebensjahres nach ihrem Geheimrezept des Älterwerdens, so erhält man immer auch Bescheidenheit beim Essen als Antwort. Reduktion oder sogar Verzicht auf die Abendmahlzeit sind hier besonders wichtig. Moderne Forschungen zeigen zudem, dass gerade der Verzicht auf die Abendmahlzeit zu starken hormonellen Reaktionen führt, und zwar genau zu jenen, die sonst durch teure Hormonsubstitution erkauft werden müssen. Daher ist „Dinner Cancelling" das moderne Schlagwort im Hinblick auf „lebensverlängernde" Maßnahmen.

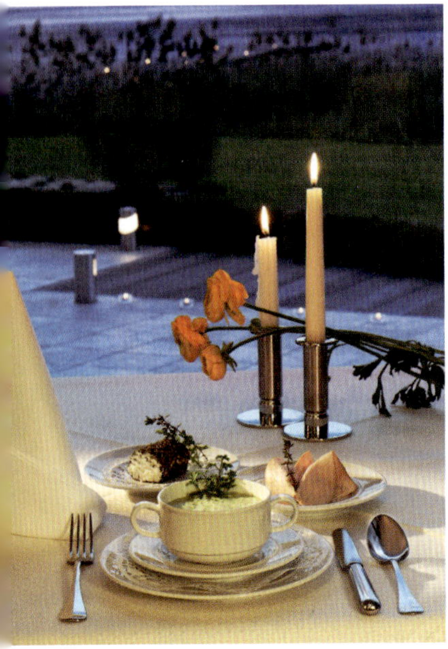

„Es sind die im kranken Verdauungsapparat gebildeten Darmgifte, die uns vorzeitig krank, alt und hässlich machen", beschrieb Mayr vor fast 100 Jahren. Er erkannte diese Naturgesetzmäßigkeiten und machte sie der modernen Medizin zugänglich. Heute können wir vieles von diesen Erfahrungen und Beobachtungen wissenschaftlich genau definieren. Wir erkennen einzelne biochemische Abläufe und verstehen den Stoffwechsel in mancher Hinsicht besser. All das bestätigt aber nur die fundamentale Leistung Mayrs, der als Vordenker und Forscher Vorbild für Generationen von Ärzten ist. Aufbauend auf seinen Erkenntnissen konnte das VIVAMAYR-Prinzip entwickelt werden, in dem Individualität in Diagnostik und Therapie als Grundlage für die größtmögliche Gesundheit zu verstehen ist, denn „eine gesunde Ernährung ist immer eine individuelle Ernährung" (Zitat F. X. Mayr).

Praktische VIVAMAYR-Tipps für den Alltag

Die Ernährungssituation im Alltag ist sehr oft fremdbestimmt. Auch suggeriert die Werbung, dass ein Imbiss oder Snack zwischendurch ausreicht, um leistungsfähig zu bleiben. Dabei sind solche Fertigprodukte nie eine Alternative zu vollwertigen Gerichten. Wenn Sie aber regelmäßig selbst kochen oder darauf angewiesen sind, häufig in Restaurants zu essen, sollten Sie einige Details die einzelnen Lebensmittel betreffend beachten. Einen genaueren Überblick über die natürlichen Inhaltsstoffe von Lebensmitteln und deren Bedeutung für Gesundheit und Krankheit erhalten Sie u. a. im Buch „Ernährung – worauf es wirklich ankommt" (siehe Literaturverzeichnis).

Kohlenhydrate = Zucker

Kohlenhydrate sind die wichtigsten Energielieferanten für den Zellstoffwechsel. Letztlich holt sich die Zelle ihre Energie für alle zu erbringenden Aufgaben aus den Kohlenhydraten. Dabei ist es einerlei, ob es sich um eine Muskelzelle, Gehirn- oder andere Organzellen handelt – für alle gilt das gleiche Prinzip.

Man ist also geneigt, einen hohen Anteil an Kohlenhydraten (= Zucker) in der Ernährung zu empfehlen, damit immer genügend Energie zur Verfügung steht bzw. hergestellt werden kann. Auch heute noch wird empfohlen, bis zu 55 oder gar 60 % der Nahrungsmittel als Kohlenhydrate zu sich zu nehmen. Ein so hoher Anteil von zuckerhaltigen Lebensmitteln bringt aber nicht nur Energie, sondern auch Probleme mit sich.

Dickmacher Zucker

Energie muss, wenn sie einmal vorhanden ist, auch verbraucht werden. Dies ist bei adäquater körperlicher Betätigung im Sinne moderater Bewegung auch gegeben. Viele Menschen haben aber einen ausgeprägten Bewegungsmangel. Die technischen Errungenschaften unserer Zeit verleiten ja förmlich zur Untätigkeit. Werden aber mehr Kohlenhydrate zugeführt als für den Organismus entsprechend seiner Tätigkeit benötigt wird, so wird dieser Überschuss gespeichert. Hier bietet sich das Fettgewebe förmlich an. Je mehr Kohlenhydrate = Zucker im Verhältnis zum Bewegungsausmaß zugeführt wird, desto mehr Fettgewebe bildet sich als Reserve für magere Zeiten. Nachdem diese aber ebenfalls ausbleiben, wird der „Rettungsring" um Bauch oder Hüfte immer ausgeprägter. Am deutlichsten wird dies bei der Stoffwechselstörung des Diabetes mellitus Typ 2. Dieser „Alterszucker" ist praktisch immer mit Übergewicht verbunden. Heute tritt er aber nicht mehr nur im Alter, sondern bei immer jüngeren Menschen auf. Diabetes ist auch als ein Zeichen der Überlastung des Zuckerstoffwechsels zu sehen. Kohlenhydratreiche Lebensmittel mögen zwar kurzfristig den Gaumen zufriedenstellen, ein Überschuss führt aber zu gesundheitlichen Nachteilen.

Zucker als Mineralstoffräuber

Um aus Kohlenhydraten Energie gewinnen zu können, benötigen wir eine Reihe von Mineralstoffen, Spurenelementen und Vitaminen. Die Natur hat dies insofern berücksichtigt, als kohlenhydratreiche Lebensmittel auch reich an diesen Vitalstoffen sind, sofern – und dies ist entscheidend – sie naturbelassen sind. Am deutlichsten wird dies bei Getreide und Zucker: Getreide hat in seiner Gesamtheit auch hohe Anteile von Mineralstoffen. Diese befinden sich jedoch in den Randschichten, vor allem den Schalenanteilen. Auszugsmehle sind also deutlich mineralstoffärmer. Noch ausgeprägter gilt dies für unseren „geliebten" Zucker. Weißer, raffinierter Zucker ist praktisch befreit von all den wichtigen Vitalstoffen. Nachdem diese jedoch für die Verstoffwechselung wichtig, ja, unentbehrlich sind, müssen wir diese dem Stoffwechsel aus unseren Reserven zur Verfügung stellen. Auf diese Art und Weise werden raffinierte kohlenhydratreiche Lebensmittel (Zucker, Weißmehlprodukte) zu „Mineralstoffräubern". Dies führt langfristig zu einer Mangelsituation und zu einem sauren Stoffwechsel. Auch aus diesem Grund sind vollwertige Lebensmittel zu bevorzugen.

Unsere Empfehlung:
Meiden Sie raffinierte Kohlenhydrate und daraus hergestellte Speisen bzw. reduzieren Sie deren Verzehr auf ein Minimum. Genießen Sie maßvoll vollwertige kohlenhydrathaltige Lebensmittel.

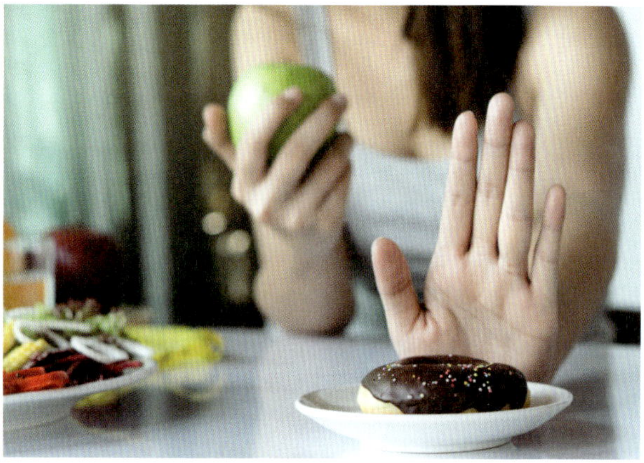

Eiweiß

Eiweiß ist ein lebensnotwendiger Bestandteil unserer Ernährung. Allerdings dient Eiweiß nicht – wie oft fälschlicherweise dargestellt wird – der Energiegewinnung. Es hat im Körper zwei wesentliche Aufgaben.

Es dient erstens dem Aufbau unserer Struktur, d. h., Muskulatur, Knochen, Bindegewebe, alle Zellen bis hin zur Erbsubstanz sind aus Eiweiß. Man kann letztlich unsere Gestalt als Ausdruck des Eiweißes sehen.

Zum Zweiten übernimmt Eiweiß wichtige Funktionen als Hormon, Botenstoff, Enzym, Träger der Erbinformation und vieles mehr.

Struktur und Funktion

Der Organismus verteilt also das aufgenommene Eiweiß aus den Lebensmitteln geschickt – je nach Bedarf stellt er es für Funktion oder Struktur zur Verfügung. Mehr noch: Eiweiß ist ihm so wichtig, dass er ein Zuviel davon nicht mehr hergeben möchte. Deshalb lagert er es als veränderbare und weiter verwertbare Struktur im Bindegewebe ab. Nachdem aber gerade unser Bindegewebe auch unsere „Mülldeponie" ist, werden dort ebenso Giftstoffe des Stoffwechsels zwischengelagert, woraus viele unserer Zivilisationskrankheiten resultieren. Krankheiten des Herz-Kreislauf-Systems, rheumatische Erkrankungen, Hypertonie, Osteoporose, aber auch Allergien stehen damit in Zusammenhang.

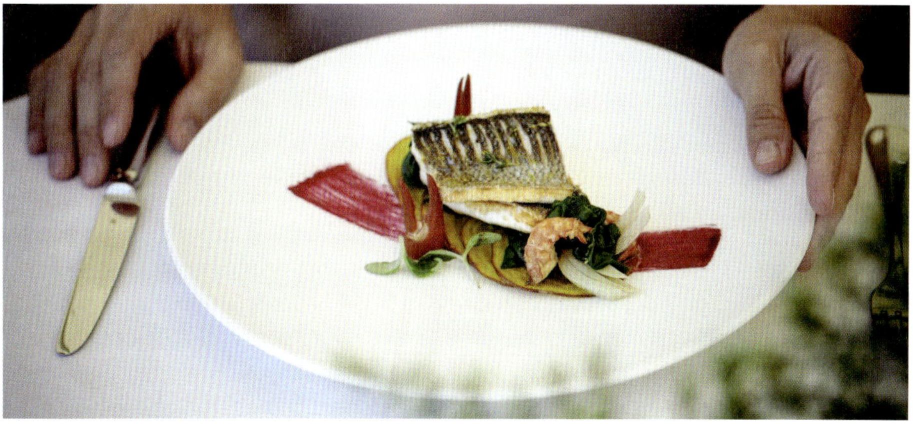

Eiweißmast abbauen

Praktisch alle Ernährungsexperten und Gesellschaften sind sich heute hinsichtlich des täglichen Eiweißbedarfs einig. Leider isst der durchschnittliche Mensch mindestens doppelt so viel Eiweiß wie sein Körper benötigt. Dieses Zuviel führt auf die Dauer zu oben erwähnten gesundheitlichen Belastungen. Dem könnte man jedoch leicht entgegenwirken.

Unsere Empfehlung:

Konsumieren Sie tierisches Eiweiß nur jeden zweiten Tag als Hauptmahlzeit. Um einem Eiweißüberschuss generell vorzubeugen, ist folgender Tipp hilfreich:

Essen Sie einmal am Tag vegetarisch, legen Sie einmal pro Woche einen vegetarischen Tag ein und wählen Sie einen Monat im Jahr, an dem Sie sich von vegetarischen Speisen ernähren.

Zu empfehlen ist weiters die Kombination mit Gemüse, um den Säure-Basen-Haushalt ausgeglichen zu halten.

Fett

Fett macht dick – diese herkömmliche Meinung ist nur die halbe Wahrheit. Tatsache ist, dass Fette auch lebenswichtige Aufgaben im Stoffwechsel erfüllen. Man sollte deshalb beachten, dass es verschiedene Fette mit unterschiedlicher Bedeutung für den Stoffwechsel gibt.

Fettsäuren

Fette bestehen aus sogenannten Fettsäuren. Diese wiederum unterteilen sich in gesättigte und ungesättigte Fettsäuren.

Die gesättigten Fettsäuren können wir entweder selbst produzieren (aus reichlich zugeführtem Zucker) oder sie werden direkt mit den Lebensmitteln aufgenommen. Gesättigte Fettsäuren haben in erster Linie Speicherfunktion. In Fett lässt sich mehr als doppelt so viel Energie in Form von Kilokalorien speichern als beispielsweise durch Zucker. Dieses Fett ist also der Energiespeicher für magere Zeiten.

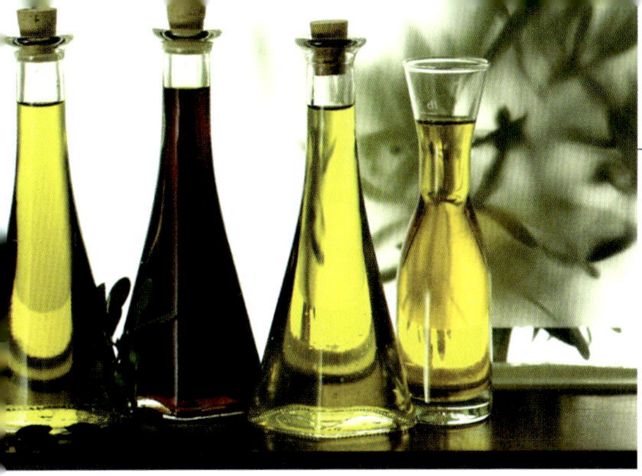

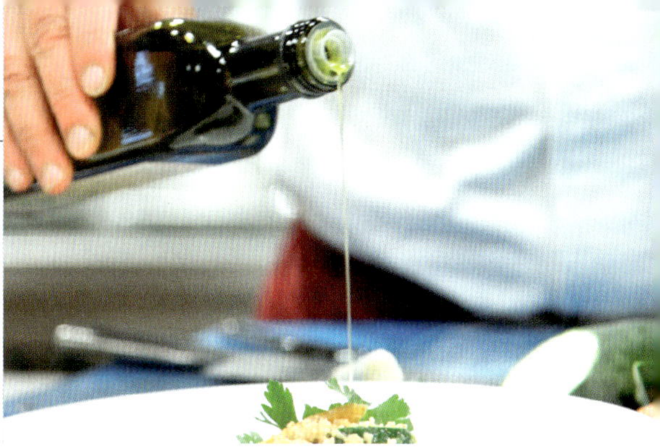

Die ungesättigten Fettsäuren sind die für den Stoffwechsel wichtigeren Fettsäuren. Wir können sie nicht selbst herstellen, müssen sie also mit den Lebensmitteln zuführen. Sie sind vor allem in den kalt gepressten Pflanzenölen enthalten, weiters auch in Kaltwasserfischen und Wildfleisch. Solche ungesättigten Fettsäuren sind wichtig für die Hormonsynthese und das Immunsystem, als Botenstoffe, für die Fließeigenschaften des Blutes und die Leistungen des Gehirns sowie die kindliche Entwicklung, um nur einige Funktionen zu nennen.

Ungesättigte Fettsäuren fehlen

Heute haben wir oft ein Missverhältnis an Fetten: Wir nehmen zu viele gesättigte Fettsäuren zu uns und zu wenig mehrfach ungesättigte. Oder anders ausgedrückt: Wir verzehren zu viele tierische Fette und billige Speiseöle und nehmen zu wenig kalt gepresste Pflanzenöle zu uns. Ein wesentlicher Vorteil der mediterranen Küche ist beispielsweise in der Verwendung von kalt gepresstem Olivenöl zu sehen.

Nachdem Fett auch Geschmacksträger ist, wird es gerne zur Zubereitung von Speisen wie z. B. fettreichen Soßen verwendet. Auch beim Braten oder Frittieren ist Fett sehr beliebt. Allerdings sind solche Speisen sowohl schwer verdaulich als auch zu reich an wertlosem, zum Teil sogar verbranntem Fett. Als Alternative bieten sich Dünsten, Dämpfen oder fettfreies/-armes Grillen an, um dann im Anschluss die fertigen Speisen mit einem hochwertigen kalt gepressten Pflanzenöl zu verbessern. Auch Butter sollte gleichermaßen verwendet werden. Sie zählt zu den wertvollsten tierischen Fetten, sollte aber nicht erhitzt, sondern erst zum Schluss den Speisen zugeführt werden.

Unsere Empfehlung:

Genießen Sie täglich 2 bis 3 Esslöffel eines guten kalt gepressten Öls zu den Speisen. Besonders wertvoll sind Leinöl, Hanföl und Walnussöl.

Rohkost

Rohkost ist ein wichtiger Bestandteil unserer Lebensmittel. Allerdings ist zu bedenken, dass Rohkost sehr gärungsfreudig ist. Achten Sie daher darauf, wann Sie welche Mengen an Rohkost zu sich nehmen. Morgens und mittags entspricht die Verdauungsleistung noch den Anforderungen, die Rohkost an den Verdauungsapparat stellt. Nicht so am Abend. Obst am Morgen oder Salat zu Mittag sind also zu begrüßen, abends sind sie jedoch tabu.

Unsere Empfehlung:
Machen Sie bei der Abendmahlzeit im Restaurant einen großen Bogen um das Rohkost-Buffet. Keine Rohkost nach 16:00 Uhr.

Abendessen

Die Abendmahlzeit bereitet uns insgesamt die größten Probleme. Einerseits sind im Alltag viele gesellschaftliche Verpflichtungen, Geschäftsessen, Einladungen und dergleichen am Abend. Andererseits ist auch im Familienkreis oft erst der Abend jener Zeitpunkt, wo alle gemeinsam eine Mahlzeit zu sich nehmen können. Um sich hier durch das Essen nicht zu überfordern und Gärung und Fäulnis im Verdauungsapparat entstehen zu lassen, sollte die Abendmahlzeit möglichst früh und vor allem leicht bekömmlich zubereitet werden (keine Rohkost). Gerade bei der Abendmahlzeit ist besonderes Augenmerk auf die Esskultur zu legen. Aufhören, wenn es am besten schmeckt: Das vermeidet eine Reihe von gesundheitlichen Nachteilen.

Unsere Empfehlung:
Trennkost am Abend ist leichter bekömmlich und überall leicht umsetzbar.

WAS KANN DIE MODERNE MAYR-THERAPIE; WAS KANN SIE NICHT

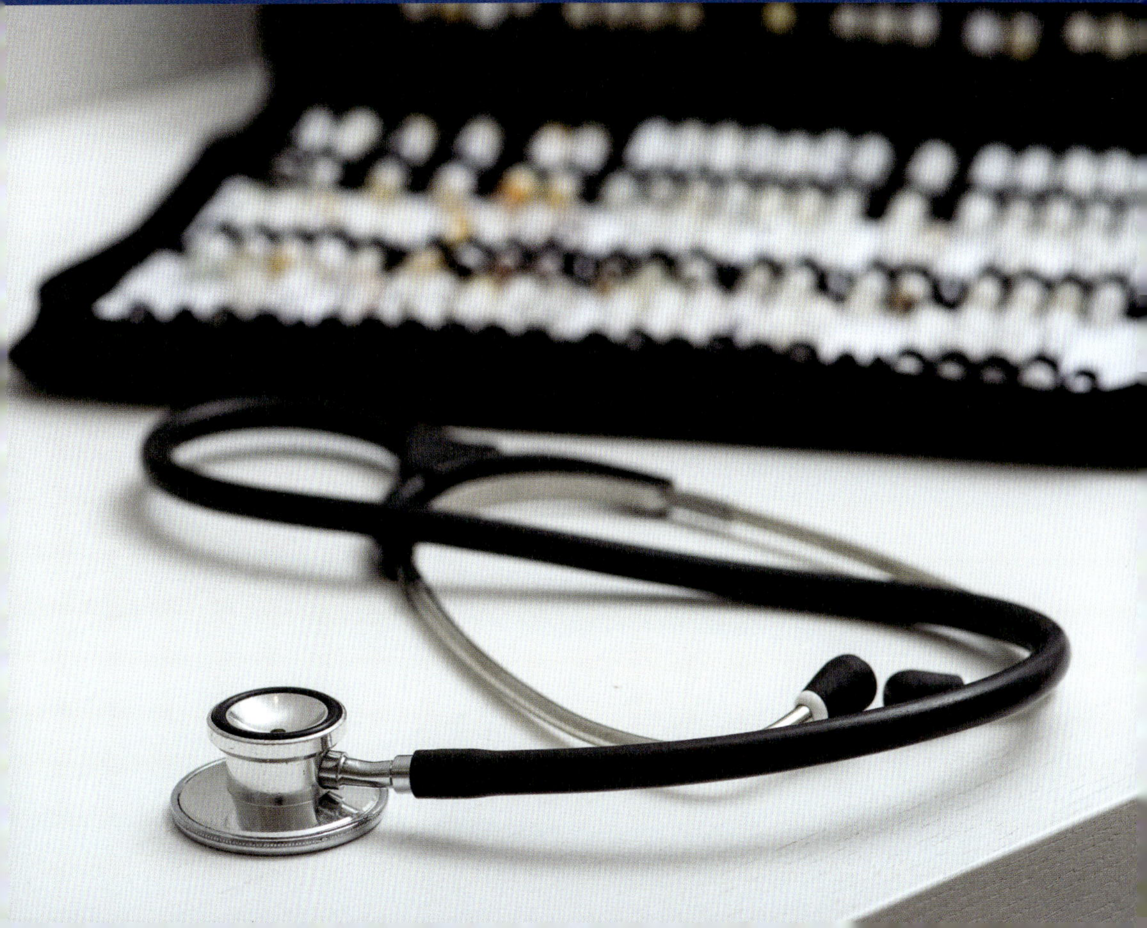

11

Was kann die Moderne Mayr-Therapie; was kann sie nicht

Die Stärke der Modernen Mayr-Therapie liegt eindeutig in der naturgemäßen Behandlung verschiedenster Erkrankungen und Befindlichkeitsstörungen. Voraussetzung dafür ist, dass der Einzelne bereit ist, für einen bestimmten, therapeutisch sinnvollen Zeitraum seine Ernährungs- und Lebensweise zu ändern. Wer also meint, die Moderne Mayr-Medizin sei nur für Patienten mit Verdauungsstörungen geeignet, liegt falsch.

Durch die Einflussnahme des Verdauungsapparates auf die Gesundheit des gesamten Organismus können auch Beschwerden und Erkrankungen behandelt werden, die bei oberflächlicher Betrachtung nichts mit dem Verdauungsapparat zu tun haben.

Hierzu zählen etwa Beschwerden des Bewegungsapparates, hormonelle Störungen, allergische Erkrankungen oder auch Risikofaktoren des Herz-Kreislauf-Systems.

Im Wesentlichen lässt sich die Motivation für eine Moderne Mayr-Therapie in zwei Gruppen einteilen: zum einen die Vorsorge und Gesunderhaltung und zum anderen die Behandlung manifester Erkrankungen.

Gesundheitsvorsorge

Unsere Autos bedürfen regelmäßiger Wartung, das ist für jedermann selbstverständlich. Dass dasselbe aber auch für uns selbst gilt, ist in den Köpfen der Menschen (noch) zu wenig verankert. Die Bedeutung eines gesunden Verdauungsapparates für unser Wohlbefinden wurde bereits dargestellt. Um unsere Gesundheit und Leistungsfähigkeit zu erhalten, ist also die regelmäßige Durchführung einer Modernen Mayr-Therapie der erste Schritt.

Oft machen sich Belastungen des Alltags in einem fast unmerklichen Nachlassen der Leistungsfähigkeit bemerkbar. Dies geht in einer Art und Weise vonstatten, die der Einzelne oft kaum bemerkt – erst während oder nach einer Modernen Mayr-Therapie erkennt er wieder, „wie es sein könnte". **Die Diagnostik der Gesundheit, wie sie in der Modernen Mayr-Medizin praktiziert wird, zeigt die Veränderungen des „noch Gesunden" auf und ermöglicht ein individuelles therapeutisches Vorgehen.** Dieses steht gleichzeitig am Beginn einer Neuorientierung der Ernährungs- und Lebensweise. Würden die öffentlichen Körperschaften diese Chance der langfristigen Neuorientierung und damit einhergehenden Prävention erkennen, so könnte viel Geld im Gesundheitswesen gespart und persönliches Leid vermieden werden. Vorbeugen ist schließlich immer besser als Heilen.

Behandlung manifester Erkrankungen

Zivilisationskost führt zu Zivilisationskrankheiten. Unsere Ernährungs- und Lebensweise hat maßgeblichen Anteil an der Entwicklung verschiedenster (moderner) Erkrankungen. Selbst die klassische Schulmedizin erkennt dies an, die Moderne Mayr-Medizin ist allerdings in vielen Bereichen effektiver und gründlicher in der Behandlung. Um die Vielfalt von zum Teil völlig unterschiedlichen Risikofaktoren und Erkrankungen effektiv behandeln zu können, bedarf es einer individuellen Strategie. Nur durch entsprechende Diagnostik und fachkundige Führung im Rahmen der Modernen Mayr-Therapie sind umfassende und langfristige gesundheitliche Verbesserungen zu erzielen.

Die wichtigsten Indikationen für die Moderne Mayr-Therapie sind:

- Erkrankungen des Verdauungsapparates: Verstopfung, Durchfall, Blähungen, Sodbrennen, Gastritis, Magengeschwüre, Dysbiosen (Pilzbelastungen, Parasitenbefall)
- Erkrankungen von Leber, Galle, Magen, Zwölffingerdarm
- Stoffwechselstörungen wie Altersdiabetes, Gicht, Fettstoffwechselstörungen, erhöhtes Cholesterin, Metabolisches Syndrom
- Erkrankungen des Bewegungsapparates, insbesondere Wirbelsäulenerkrankungen, Bandscheibenschäden, muskuläre Verspannungen, chronische Kreuzschmerzen
- entzündliche Erkrankungen wie rheumatische Erkrankungen, Weichteilrheuma, Fibromyalgie, Cellulitis, Migräne
- alle Formen der Übersäuerung des Stoffwechsels
- Übergewicht und damit einhergehende Risikofaktoren
- Erkrankungen des Herz-Kreislauf-Systems wie Bluthochdruck, Arteriosklerose, Durchblutungsstörungen, Herzbeschwerden
- psychosomatische und vegetative Störungen: Stimmungsschwankungen, Müdigkeit, Mattigkeit, Leistungsabfall, Chronic Fatigue Syndrome (CFS)
- Erkrankungen des Immunsystems: Allergien und Lebensmittelunverträglichkeiten, Leaky Gut Syndrom, Infektanfälligkeit, Asthma, Neurodermitis, allergische Hauterkrankungen
- hormonelle Störungen: Periodenstörungen, Menopause-Beschwerden, Unfruchtbarkeit, Erschöpfungszustände bis Burnout
- vorzeitiges Altern

Nicht alles ist möglich

Die freiwillige Bereitschaft zur Durchführung einer Modernen Mayr-Therapie ist gleichzeitig auch der größte Hemmschuh. Ist der Einzelne nicht bereit oder aufgrund von Erkrankungen nicht in der Lage, die Therapie freiwillig zu erbringen, ist kein Erfolg möglich. Somit sind so manche Geisteserkrankungen und Persönlichkeitsstörungen, welche mit der Beeinträchtigung der Entscheidungsfindung einhergehen, echte Kontraindikationen für eine Moderne Mayr-Therapie. Schizophrenie und schwere endogene Depression seien hier exemplarisch als Krankheitsbilder genannt.

Auch sollte nicht der Eindruck entstehen, dass schwere Krebserkrankungen „weggefastet" werden können. Hier bedarf es einer absolut individuellen Vorgehensweise, die ausschließlich dem Spezialisten vorbehalten bleibt. Es ist auch nicht sinnvoll, akute Infektionserkrankungen oder andere Krankheiten, die eine intensive Pflegemaßnahme erfordern, durch eine Moderne Mayr-Therapie behandeln zu wollen. Hier sind zuerst die Möglichkeiten der klassischen Medizin auszuschöpfen.

Die wenigen Fälle, wo die Moderne Mayr-Medizin an ihre Grenzen stößt, zeigen aber auch die große Bedeutung der Ernährung bzw. der Ernährungstherapie in der gesamten Medizin. Durch Integration der Modernen Mayr-Medizin in den medizinischen Alltag ließe sich ein Großteil der Erkrankungen der täglichen Praxis günstig beeinflussen und dies noch auf eine naturgemäße Art und Weise, also genauso, wie es unserer Natur entspricht – nämlich menschengemäß.

Ausgewählte Literatur

Basisch essen. Harald Stossier/Emanuela Fischer, Brandstätter Verlag, 1. Auflage 2013

Blut- und Säfte-Reinigung. Milde Ableitungskur. Erich Rauch, Haug Verlag, 21., überarbeitete Auflage 1998

Die Botschaft der Nahrung. Fritz Albert Popp, Verlag Zweitausendeins, 7. Auflage 2005

Die Botschaft des Wassers, Band 1. Masaru Emoto, Koha Verlag, 2. Auflage 2002

Die Candida-Diät. Harald Stossier/Peter Mayr, TRIAS Verlag, 7. Auflage 2018

Die Darmträgheit. Franz Xaver Mayr, Verlag Neues Leben, 7. Auflage 1986

Die Darmreinigung nach Dr. med. F. X. Mayr. Erich Rauch, TRIAS Verlag, 43. Auflage 2011

Einfach schön mit F. X. Mayr. Irmgard Zierden, Haug Verlag, 1. Auflage 2004

Ernährung – worauf es wirklich ankommt. Harald Stossier/Georg Stossier, Verlagshaus der Ärzte, 1. Auflage 2018

Die F. X. Mayr Kur und danach gesünder leben. Erich Rauch, Haug Verlag, 5. Auflage 2011

Ganz Frau und ganz gesund mit F. X. Mayr. Irmgard Zierden/Harald Stossier, Haug Verlag, 1. Auflage 2004

Die Kohlenhydrat-Falle. Erich Rauch/Peter Mayr, Haug Verlag, 1. Auflage 2003

Die neue Milde Ableitungsdiät nach F.X.Mayr. Erich Rauch, Peter Mayr. Trias Verlag, 18. Auflage 2015

Säure-Basen-Einkaufsführer. Michael Worlitschek/Peter Mayr, Haug Verlag, 2., überarbeitete Auflage 2009

Säure-Basen-Haushalt. Wie Sie Ihren Körper wirkungsvoll entsäuern. Michael Worlitschek, TRIAS Verlag 2011, 5., vollständig überarbeitete Auflage

Schnell & einfach: Milde Ableitungsdiät. Erich Rauch/Peter Mayr, Haug Verlag, 2. Auflage 2006

Schönheit und Verdauung. Franz Xaver Mayr, Verlag Neues Leben, 8., überarbeitete Auflage 2005

Viva Mayr! Harald Stossier/Helena Frith Powell, Trias Verlag, 1. Auflage 2012

Autoren

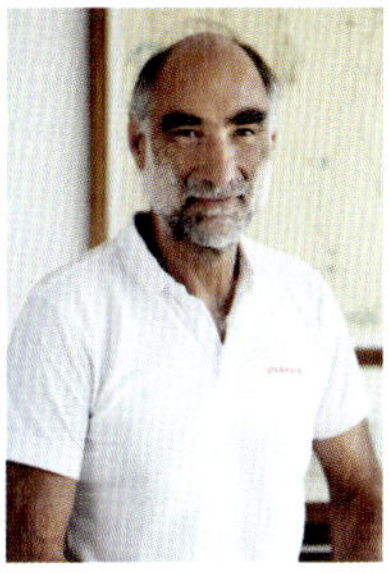

Prof. Dr. med. Harald Stossier (Jg. 1957) absolvierte eine Ausbildung als Elektrotechniker, bevor er seiner Berufung nachkam und Medizin an der Universität von Innsbruck und Graz studierte. Bereits während des Studiums beschäftigte er sich mit komplementärmedizinischen Methoden. Schrittweise absolvierte er Ausbildungen in Manueller Medizin, Homöopathie, Neuraltherapie, Funktioneller Myodiagnostik, Orthomolekularer Medizin und in der Diagnostik und Therapie nach F. X. Mayr. Zu letzteren entwickelte er im Zuge seiner beruflichen Tätigkeit mit Dr. Erich Rauch, einem direkten Schüler Dr. Mayrs, eine besondere Affinität und entwickelte diese zur Modernen Mayr-Medizin und dem VIVAMAYR-Prinzip weiter.

Nach anfänglicher Tätigkeit im Dellacher Gesundheitszentrum Golfhotel, dessen Leitung Stossier 1992 von Rauch übernahm, gründete er 2005 gemeinsam mit seiner Gattin Dr. Christine Stossier VIVAMAYR, das heute ein Zentrum in Maria Wörth und Altaussee sowie Kliniken in Wien und London umfasst. Neben der ärztlichen Leitung von VIVAMAYR Maria Wörth ist Dr. Stossier auch in der Ausbildung von Ärzten tätig. Seine Lehrtätigkeit beinhaltet die Moderne Mayr-Medizin, Orthomolekulare Medizin und Funktionelle Myodiagnostik. 2016 wurde er zum Professor für Applied Kinesiology in Rehabilitation an der Ludes University in Lugano ernannt.

Als (Mit)Begründer des Referats für Komplementäre Medizin und dessen langjähriger Referent in der Kärntner und der Österreichischen Ärztekammer hat er standespolitisch mitgewirkt, dass komplementärmedizinische Methoden in Österreich als Diplome etabliert und anerkannt wurden. Sie haben mittlerweile auch innerhalb der EU Gültigkeit.

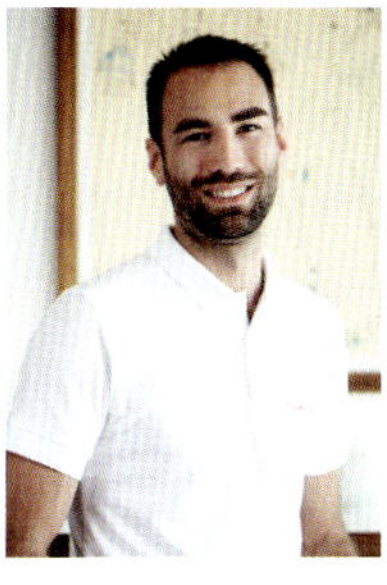

Dr. med. Georg Stossier (Jg. 1992) wurde in eine Familie von „Mayr-Ärzten" hineingeboren und hat diese Philosophie mit der Mutterbrust aufgesogen. Später fand er seinen Weg im Medizinstudium, das er in Timișoara, Rumänien, absolvierte. Seine Promotionsarbeit über die Zusammenhänge von Mineralstoff- und Säure-Basen-Veränderungen bei (prä)diabetischer Stoffwechsellage zeigt sein Verständnis für komplementärmedizinische Zusammenhänge. Neben der klassischen medizinischen absolviert(e) er diverse komplementärmedizinische Ausbildungen und engagiert sich in verschiedenen Ernährungsfragen.

Abbildungsnachweis

Archiv VIVAMAYR-Klinik: S. 9, 12, 15, 19, 20, 21 (2x), 22, 34, 39, 56, 57, 59, 63 (2x), 64, 66, 67, 71, 72 (2x), 74, 77, 79 (2x), 81 (2x), 83, 84, 86, 88, 90, 93, 97, 99, 102, 103, 105, 106, 107, 108, 109, 115, 117 (2x), 121, 123, 125, 130, 133, 134, 138 (2x), 144, 147, 149 (2x), 151, 157 (2x)
Andrea Malek: S. 17 (l.), 25, 30, 32, 33, 40, 43 (3x), 45 (2x), 47 (2x), 49 (2x), 50 (2x), 52 (2x), 54 (2x)
pixabay: S. 17 r. (mermyhh, Sabine Lange), 141 l. (Holger Kraft), 141 r. (PublicDomainPictures)
shutterstock/Pormezz: S. 146
Wikipedia: S. 58

Kontakt

VIVAMAYR
Seepromenade 11
A-9082 Maria Wörth
+43 (0)4273 31117
office@vivamayr.com

Fischerndorf 222
A-8992 Altaussee
+43 (0)3622 71450
reservations@vivamayr.com

Krotenthallergasse 3-5/3
A-1080 Wien
+43 (0)1 23 50 544
wien@vivamayr.com

15 Harley Street
London W1G 9QQ
+44 20 303 41 331
london@vivamayr.com

www.vivamayr.com

Internationale Ärztegesellschaft
für Funktionelle Myodiagnostik
10. Oktober Strasse 1
A-9330 Althofen
www.imak.co.at
office@imak.co.at

Ärzteplattform Orthomolekularmedizin
10. Oktober Strasse 1
A-9330 Althofen
www.dieplattform.info
office@dieplattform.info